AF647992

Zorica Markovic | Uschi Stoxreiter

Strahlend schön mit Natural Facelifting

Bibliografische Information der Deutschen Nationalbibliothek
Die Deutsche Nationalbibliothek verzeichnet diese Publikation in der Deutschen Nationalbibliografie. Detaillierte bibliografische Daten sind im Internet über http://dnb.d-nb.de abrufbar.

Für Fragen und Anregungen
info@rivaverlag.de

Wichtige Hinweise
Dieses Buch ist für Lernzwecke gedacht. Es stellt keinen Ersatz für eine individuelle medizinische Beratung dar und sollte auch nicht als solcher benutzt werden. Wenn Sie medizinischen Rat einholen wollen, konsultieren Sie bitte einen qualifizierten Arzt. Der Verlag und die Autorinnen haften für keine nachteiligen Auswirkungen, die in einem direkten oder indirekten Zusammenhang mit den Informationen stehen, die in diesem Buch enthalten sind.

Ausschließlich zum Zweck der besseren Lesbarkeit wurde auf eine genderspezifische Schreibweise sowie eine Mehrfachbezeichnung verzichtet. Alle personenbezogenen Bezeichnungen sind somit geschlechtsneutral zu verstehen.

Originalausgabe
1. Auflage 2022

Türkenstraße 89
80799 München
Tel.: 089 651285-0
Fax: 089 652096

Redaktion: Ulrike Reinen
Umschlaggestaltung: Sonja Vallant
Umschlagabbildung: Nils Schwarz, www.nilsschwarz.com
Bildnachweis: Sämtliche Fotos im Innenteil © Nils Schwarz außer: © Klaus Vyhnalek: 7, 174; Shutterstock: 279photo Studio: 58; 5 second Studio: 34; Chayanuphol: 55; Danijela Maksimovic: 40; Denizya: 32; Fizkes: 50, 67; Geo-grafika: 59: Irina Bg: 27; JeniFoto: 48; Josep Suria: 66; kalinova.mary: 53; Kaspars Grinvalds: 51; kei907: 57; Kiian Oksana: 24; KucherAV: 36; marino bocelli: 28; mi_viri: 37, 45; Milleflore Images: 35; mythja: 38; popcorner: 26; Production Perig: 30; Roman Samborskyi: 27; SizeSquares: 42; Syda Productions: 54; VALUA STUDIO: 47; Vladimir Gjorgiev: 19
Illustrationen: Manuela Amode: 17; Shutterstock/Derya Cakirsoy: 20; Shutterstock/SciePro: 18; Shutterstock/sciencepics: 11
Model: Jessica Linden
Layout: Katja Muggli, www.katjamugglie.de
Satz: Daniel Förster
Druck: Florjancic Tisk d.o.o., Slowenien
Printed in the EU

ISBN Print 978-3-7423-1993-7
ISBN E-Book (PDF) 978-3-7453-1734-3
ISBN E-Book (EPUB, Mobi) 978-3-7453-1735-0

Wir produzieren nachhaltig
www.m-vg.de

Weitere Informationen zum Verlag finden Sie unter

www.riva-verlag.de

Beachten Sie auch unsere weiteren Verlage unter www.m-vg.de

Zorica Markovic | Uschi Stoxreiter

Strahlend schön mit Natural Facelifting

Gesicht straffen, Falten
reduzieren und um
Jahre jünger aussehen

riva

Inhalt

Vorwort

Jedes Gesicht ist einzigartig. Es ist der Spiegel unserer Seele, unserer Verfassung und unserer Gesundheit. Das macht es so wertvoll.

Wir begegnen unserem Gesicht im Laufe eines Tages immer wieder – bewusst oder auch unfreiwillig –, sei es im Badezimmerspiegel, in Onlinemeetings oder auf den inflationär gewordenen Handyfotos.

Unser Gesicht ist immer unbekleidet. Was wir darüber ausdrücken, sind positive wie negative Gefühle – und diese hinterlassen mit der Zeit Spuren. Natürlich sind uns Lachfalten lieber als die Zornesfalten und am allerliebsten hätten wir gar keine, aber das würde unser Aussehen unnatürlich machen.

Wir wünschen uns, dass mit den im Buch beschriebenen Programmen die Einzigartigkeit jedes Gesichts nicht durch Giftstoffe oder operative Eingriffe künstlich verändert wird, sondern das genutzt wird, was uns von Natur aus gegeben worden ist: die Muskulatur. Wir haben über 55 Gesichtsmuskeln im Gesicht und wir können sie gezielt trainieren.

Im ersten Kapitel findest du alle nötigen Informationen rund um die Haut und ihre Funktionen. Wie du mit einem gesunden Lebensstil und einer abwechslungsreichen Ernährung etwas für dein Gesicht tun kannst, verrät dir Kapitel 2. Hier bekommst du auch hilfreiche Tipps zur Hautpflege.

Das dritte Kapitel bereitet dich auf das 7-Wochen-Programm vor, das dir im vierten Kapitel vorgestellt wird: Übersichtspläne, ausführliche Schritt-für-Schritt-Anleitungen und Fotos begleiten dich durch jede Woche. Mithilfe dieser Übungen kannst du deine Muskulatur in allen Bereichen des Gesichts aufbauen.

Wenn du ganz gezielt bestimmte Problemzonen angehen möchtest, findest du auch dafür spezielle Programme. Zum Schluss bieten wir dir verschiedene Möglichkeiten an, dein Gesicht mit Massage, Akupunktur, Lymphdrainage oder Klopfen zu verwöhnen.

Die folgenden Programme sind ein Werkzeug, welches du, wenn du es einmal gelernt hast, bis ins hohe Alter nutzen kannst. Egal wie alt du bist, wo du auf der Welt auch lebst, welche Cremes du zur Hand hast, du kannst dieses Training immer und überall umsetzen und erlangst zur Belohnung ein strahlendes, gesundes und straffes, einzigartiges Gesicht!

Deine Zorica und Uschi

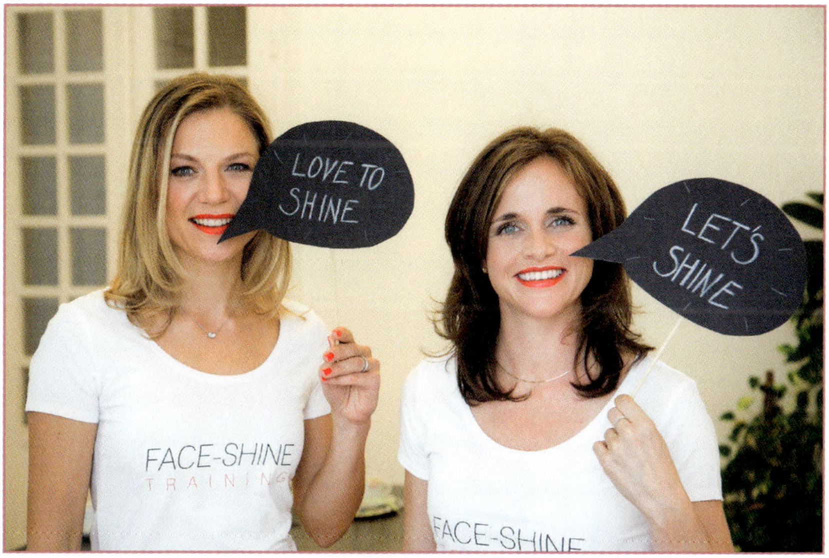

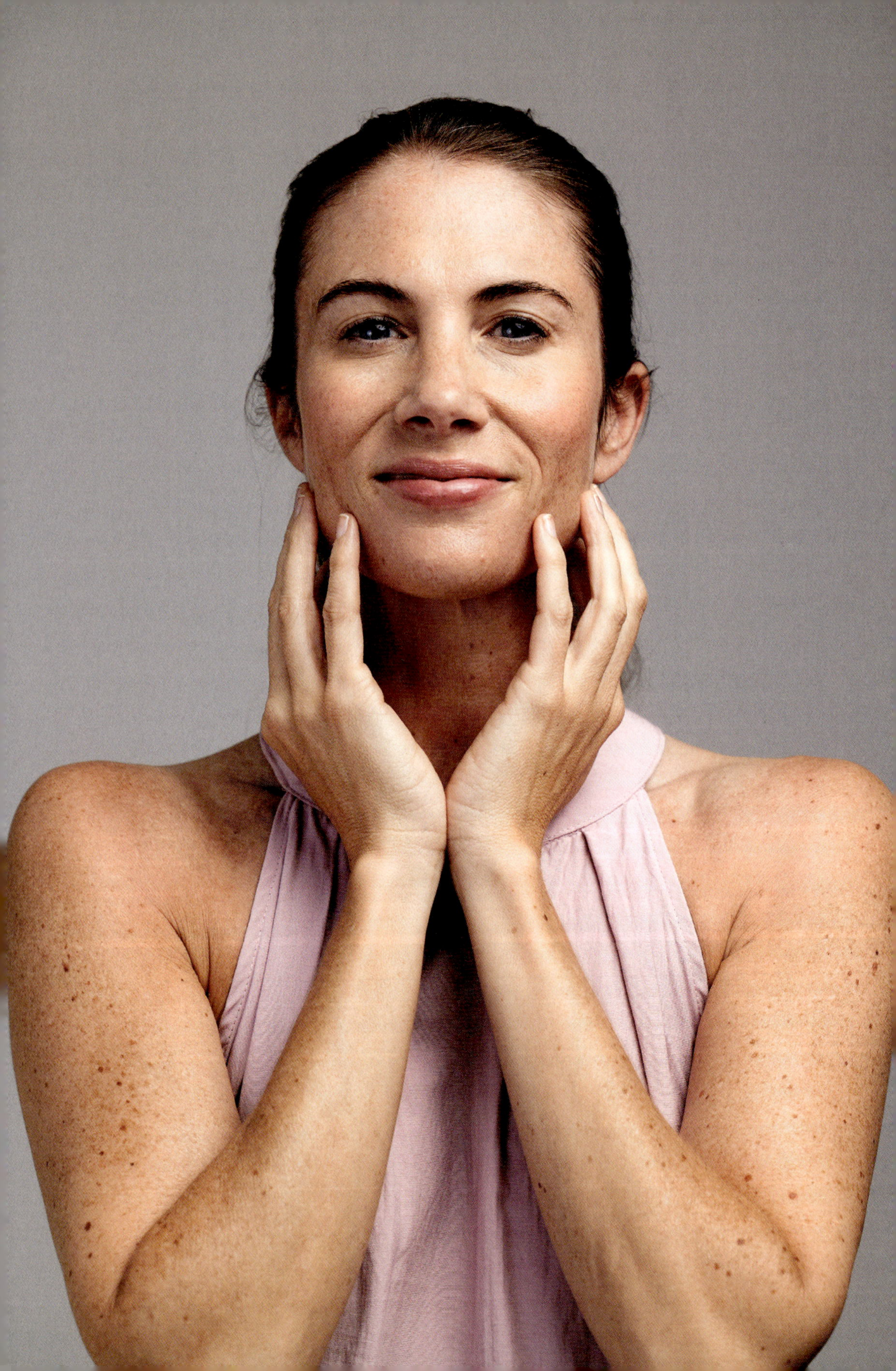

Kapitel 1

Grundlagenwissen

Haut und Muskulatur des Gesichts

Das größte Organ, die Haut, übernimmt für unseren Körper wesentliche Aufgaben; der sie umschließende Säureschutzmantel sorgt zusätzlich für Geschmeidigkeit.

Unsere besonders empfindliche Gesichtshaut spiegelt den Gesundheitszustand ebenso wider wie das Lebensalter. Unter der Haut liegt die mimische Muskulatur. Sie wird durch unsere Gefühle geformt und bestimmt den Gesichtsausdruck, den wir unseren Mitmenschen präsentieren.

Aufbau und Funktion der Haut

Unsere Haut ist das sichtbarste Organ. Besonders unsere Gesichtshaut wird gleich bemerkt, denn unser Gesicht ist üblicherweise jener Körperteil, der von unserer Mitwelt als Erstes wahrgenommen wird.

Der Zustand unserer Gesichtshaut kann sich ganz erheblich auf unser Selbstwertgefühl auswirken. So lassen sich beispielsweise eine problematische Haut oder Zeichen der Hautalterung im Gesicht kaum verstecken. Nicht selten wird von unserem Hautbild auf Lebensstil und Gesundheitszustand geschlossen. Unsere Gesichtshaut hat damit direkten Einfluss auf unser Selbstbewusstsein und in weiterer Folge auch auf unsere Ausstrahlung.

Physiologisch betrachtet ist die Haut mit einer Fläche von fast zwei Quadratmetern unser größtes Organ und spielt eine entscheidende Rolle für Gesundheitszustand und Wohlbefinden. Denn gesunde Haut bildet die erste Verteidigungslinie gegen Krankheitserreger wie Bakterien und Viren. Darüber hinaus reguliert sie auch das Flüssigkeitsgleichgewicht und die Körpertemperatur. Unsere Haut ist höchst sensibel. Sie registriert sanfteste Berührung und meldet uns geringsten Schmerz.

Es lohnt sich also, einen kurzen Blick auf den Aufbau und die Funktion unserer Haut zu richten, bevor wir uns mit der Wirkweise des Gesichtsmuskeltrainings beschäftigen. Dieses Kapitel erklärt auch, wieso und ab wann unsere Haut altert. Dabei werden wir uns besonders auf die Gesichtshaut konzentrieren. Sie unterscheidet sich nämlich, wenn auch nur leicht, von der Haut am übrigen Körper. Zudem wird sie durch äußere Faktoren wie Sonne, UV-Strahlung, Make-up und Reinigungsprodukte stärker beansprucht als andere Hautpartien.

Die drei Hautschichten

Die Haut ist ein dynamisches Organ, das ständigen Auf- um Umbauprozessen unterliegt. Die sehr dünne und empfindliche Gesichtshaut ist besonders anfällig für Alterserscheinungen. Wie die übrige Haut auch hat sie eine wichtige Funktion als Barriere gegen äußere Faktoren. Aber im Gegensatz zu den bekleideten Körperregionen

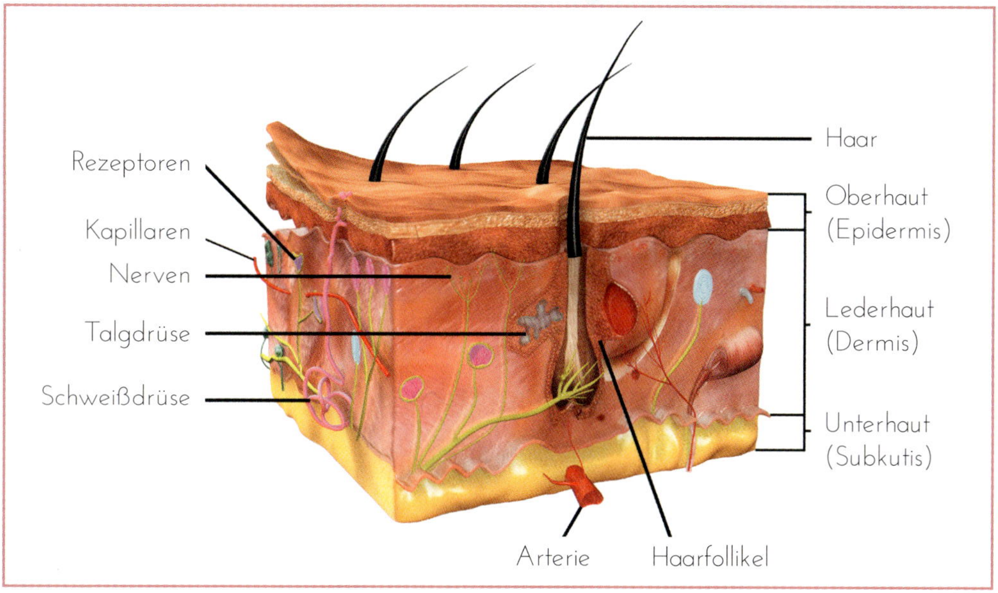

Unsere Haut lässt sich im Querschnitt in drei Schichten unterteilen.

kommt sie fast immer unmittelbar mit UV-Strahlung und anderen Umwelteinflüssen in Berührung. Die Haut setzt sich aus drei Schichten zusammen:

1. Epidermis = Oberhaut
2. Dermis = Lederhaut
3. Subkutis = Unterhaut

Ober-, Leder- und auch Unterhaut bestehen ihrerseits wiederum aus mehreren Schichten. Dazu kommen die Hautanhangsgebilde: Follikel, Talg- und Schweißdrüsen. Jede der drei genannten Schichten kann altern und weist dabei unterschiedliche sichtbare Zeichen der Hautalterung auf.

Epidermis

Die Epidermis (Oberhaut) ist die äußerste Hautschicht, jene, die wir sehen und berühren. Sie bildet die Grenzfläche unseres Körpers zur Außenwelt und erfüllt wesentliche Barrierefunktionen. So schützt uns die Epidermis vor Giften, Krankheitserregern wie beispielsweise Viren und Bakterien und sie bewahrt uns vor Flüssigkeitsverlust. Auch ist die Epidermis für unseren Hautton verantwortlich. Sie besteht selbst aus fünf verschiedenen Zellschichten und unterliegt einer ständigen Erneuerung.

Die unterste Schicht der Epidermis ist die Basalzellschicht. Hier entstehen laufend neue Basalzellen, die langsam durch die weiteren Schichten in Richtung Hautoberfläche wandern. Dadurch werden die darüberliegenden Zellen kontinuierlich immer weiter nach oben geschoben. An der Oberfläche trocknen sie langsam aus, sie verhornen und bilden als Hornschicht die oberste Schicht der Haut. Die Wanderung dieser wasserreichen »Babyzellen« von der Basalzellschicht bis zur Oberfläche dauert in der gesunden Haut etwa einen Monat, mit fortschreitendem Alter etwas länger. Das heißt, der Zellerneuerungsprozess verlangsamt sich mit zunehmendem Alter.

Das besondere an der Epidermis ist, dass sie keine Blutgefäße enthält, sondern durch Diffusion aus den unteren Hautschichten ernährt wird. Der nach und nach in Richtung Oberfläche versiegende Nährstoffstrom ist einer der Gründe für das Sterben der Zellen in der Epidermis. Diese abgestorbenen Zellen werden regelmäßig abgestoßen beziehungsweise abgeschuppt. Die äußerste Schicht der Epidermis und damit auch die äußerste Hautschicht nennt sich Hornschicht. Sie beherbergt die Poren der Schweißdrüsen und die Öffnungen der Talgdrüsen.

Die Schutzfunktion der Epidermis ist den Lipiden (Fetten) zu verdanken, die zwischen den Zellen der Hornschicht eingelagert sind. Sie binden die Feuchtigkeit und bilden die eingangs erwähnte Schutzbarriere gegen Krankheitserreger und Flüssigkeitsverlust. Wir können uns die Epidermis also wie eine Schutzmauer vorstellen: Die Hornzellen werden durch einen »Zement« aus hauteigenen Fetten zusammengehalten und stetig durch neue Babyhautzellen aus tieferen Hautschichten ersetzt.

Mangelt es an Lipiden, kann die Haut trocken werden, spannen und sich rau anfühlen. Die Wundheilung verschlechtert sich und es steigt die Infektionsanfälligkeit. Die epidermalen Lipide sind für die Hautgesundheit also unverzichtbar. Möchte man diesen Lipiden etwas Gutes tun, muss man eine Etage höher gehen, nämlich auf die Oberfläche der Epidermis.

Umschlossen wird unsere Haut von einem Säureschutzmantel, auch Hydrolipidfilm genannt, eine natürliche Emulsion aus Wasser und Lipiden (daher der Name). Er besteht unter anderem aus Wasser, fettspaltenden Enzymen, Schweiß, Talgsubstanzen und Zellverbänden, die aus der Abschuppung der Hornschicht gebildet werden. Sein pH-Wert liegt optimalerweise im leicht sauren Bereich, nämlich zwischen 5,4 und 5,9. (Der pH-Wert gibt an, wie sauer oder basisch etwas ist).

Der Säureschutzmantel bietet die Basis für hautfreundliche Mikroorganismen, wohingegen schädliche abgetötet werden. Weiter bietet er das ideale Umfeld für die Bildung der epidermalen Lipide und von Enzymen, welche die Abschuppung steuern. Ebenso werden Schäden an der Hornschicht im gesunden Hautmilieu zügiger repariert.

Zusammengefasst hält der Hydrolipidfilm die Haut geschmeidig und fungiert als weitere Barriere gegen Bakterien und Pilze. Schöne Haut können wir nur mithilfe einer starken Hautbarriere erreichen.

Schütze den Säureschutzmantel deiner Haut!

Oft meinen wir es mit der Hygiene zu gut und denken »mehr ist mehr«. Mehr Seife, mehr Duschgel, mehr Reinigungsmittel – und auch Kosmetik und Make-up können unsere Haut schwächen. Besonders konventionelle Beautyprodukte setzen unserem Hydrolipidfilm und damit dem Säureschutzmantel unserer Haut zu.

Sind die Pflegeprodukte zu sauer, reizen sie die Haut. Sind sie im basischen Bereich, sprich bei einem pH-Wert über 7, wie ihn beispielsweise klassische Seifen besitzen, werden feuchtigkeitsbindende Lipide und Salze aus der Haut geschwemmt. Die Haut trocknet auf lange Sicht aus und wird anfälliger für Rötungen, Irritationen und Ekzeme.

Die optimale Pflege unterstützt den Säureschutzmantel der Haut mit einem pH-Wert von 5,5. Dieser ist auf den Produkten ausgewiesen. Zudem können Hydrolate im Verbund mit natürlichen Ölen wertvolle Dienste beim Schutz des Hydrolipidfilmes leisten.

Gut zu wissen: Im Lauf der Zeit erhöht sich der pH-Wert unserer Haut, weshalb die hauteigenen Regenerationsprozesse nur noch verlangsamt ablaufen. Für reifere Haut sind daher Hautpflegeprodukte mit niedrigem pH-Wert (4,0) ideal. So kann die Haut wieder in den idealen, leicht sauren Bereich um 5,5 abgesenkt werden. Junge Haut mit einem eher niedrigen pH-Wert verträgt dagegen basischere Produkte.

Dermis

Die Dermis, auch als Lederhaut bekannt, liegt direkt unter der Epidermis. Die Lederhaut verankert die Epidermis und versorgt selbige mit Nährstoffen, denn diese hat – wie bereits erwähnt – keine Blutgefäße. Sie enthält das Bindegewebe, die Talg- und Schweißdrüsen, Nerven und Haarfollikel. Weiter befindet sich in der Lederhaut ein ausgeprägtes Gefäßnetz (Arterien, Venen, Lymphgefäße). Zudem liegen in ihrem Bindegewebe auch Muskelzellen: die glatten Muskeln, die wir nicht bewusst steuern können, sowie die quergestreiften Muskeln. Letztere sind jene, die wir bewusst bewegen und somit durch das Gesichtsmuskeltraining kräftigen können. Das dichte Geflecht kollagener und elastischer Fasern der Lederhaut bildet das Bindegewebe. Die kollagenen Fasern sind für die Reißfestigkeit (Stabilität) der Haut verantwortlich. In der Jugend können sie reichlich Wasser binden, wobei das Wasserbindevermögen im Alter deutlich abnimmt und dadurch die Haut an Festigkeit und Straffheit verliert. Den elastischen Fasern verdanken wir die Verformbarkeit (Dehnbarkeit) unserer Haut. Sie bestehen zum Großteil aus Elastin – einem dehnbaren Protein (Eiweiß) – und können im Laufe des Lebens nicht nachgebildet werden. Alle Fasern in der Lederhaut werden von einer gelartigen Matrix umgeben. Diese hält den Wasser- und Elektrolythaushalt sowie die Elastizität aufrecht. Alle Bestandteile dieser Matrix, unter anderem die Hyaluronsäure, haben ein hohes Wasserbindevermögen. Mit zunehmendem Alter nimmt die Menge dieser Bestandteile ab und damit auch das Wasserbindevermögen. Der Anteil an Flüssigkeit, der in der Lederhaut gebunden ist, bestimmt, wie straff unsere Haut aussieht.

Subkutis

Die unterste Hautschicht, die Unterhaut, besteht aus lockerem Bindegewebe, das hauptsächlich Fett speichert. Die Anzahl der eingelagerten Fettzellen hängt vom jeweiligen Bereich des Körpers ab: So wird zwischen Baufett (zum Beispiel an den Fußsohlen) und Depotfett (zum Beispiel am Bauch) unterschieden. Im Gesicht haben wir mehr subkutanes (direkt unter der Haut liegendes) Fett in den Wangen als auf der Stirn. Die Unterhaut stellt die Verbindung zur oberflächlichen Körperfaszie her und fungiert als Isolierschicht gegen Wärmeverlust. Sie ermöglicht die Verschiebbarkeit der Hautschichten zueinander. Zwischen Unterhaut und Lederhaut verläuft ein Netz von Arterien und Venen, die bis tief in die Lederhaut reichen können.

Wenn die Haut altert

Der Zahn der Zeit nagt zweifelsohne auch an unserer Haut. Der Alterungsprozess der Haut setzt in einem Alter ein, in dem die meisten von uns wahrscheinlich noch etwas anderes als einen hautschonenden Lebensstil im Sinn hatten. Bereits ab dem 25. Lebensjahr beginnt sich die Haut zu verändern, wobei sich erste Anzeichen des Älterwerdens auf der Hautoberfläche zeigen. Zunächst sind es kleine Fältchen, die sich im Laufe der Zeit zu Falten und später sogar zu Furchen entwickeln. Auch wird die Haut zunehmend schlaffer und verliert an Elastizität. Doch wodurch wird dieses Altern ausgelöst? Welche Faktoren beschleunigen es, und können wir den Alterungsprozess bremsen?

Zeichen der Hautalterung

Wie in diesem Buch schon beschrieben, hat jede der drei Hautschichten unterschiedliche Funktionen, weshalb sich die Hautalterung – abhängig von der jeweiligen Hautschicht – auf andere Weise äußert. Das Altern der Haut wird durch physiologische Veranderungen, die diese Hautfunktionen betreffen, eingeläutet. Diese Veränderungen betreffen sowohl ihre Form als auch die enthaltenen Substanzen und werden im späteren Verlauf auch sichtbar.

In den Schichten der Oberhaut ist es ein verlangsamter Zellstoffwechsel und eine niedrigere Lipidproduktion, die zu trockener Haut und zu Fältchen beziehungsweise später zu Falten führen. Während sich bei jüngeren Menschen die obere Schicht der Haut noch etwa alle 28 Tage erneuert, geschieht dies bei älteren Menschen durchschnittlich nur noch alle 35 Tage. Ab etwa 40 Jahren heilen Wunden langsamer und schlechter. Zudem nimmt die Empfindlichkeit gegen UV-Strahlung zu, was die Anfälligkeit für Altersflecken und Pigmentstörungen erhöht. Die Hauptfunktion der Oberhaut, nämlich die der nach außen schützenden Barriere, lässt nach, wodurch die Infektionsanfälligkeit steigt.

In der mittleren Hautschicht, der Lederhaut, sind es die wichtigsten Baustoffe, das Kollagen und das Elastin, die in ihrer Menge abnehmen und zu sichtbaren Veränderungen der Haut führen. Der Kollagenanteil sinkt bereits ab dem 25. Lebensjahr um etwa ein

Prozent, die Haut wird dünner und stumpfer und verliert an Stabilität. Elastin ist jener Baustoff, der unserer Haut Elastizität verleiht. Durch den Elastizitätsverlust entstehen schneller Schäden und die Haut neigt zur Faltenbildung. Durch die veränderte Hautstruktur verschlechtert sich die Durchblutung, und auch die Produktion von Hyaluronsäure verlangsamt sich. Damit verringert sich die Fähigkeit der Hautzellen, Wasser zu binden. Durch die geringere Durchblutung verliert die Haut allmählich ihre rosige Frische, die mit jugendlicher Haut assoziiert wird. Die Haut kann stumpf wirken und es können geplatzte Äderchen erscheinen.

Auch in den Schichten der Unterhaut findet ein Abbau von formgebenden Strukturen statt. Es sind die Anzahl und die Größe der Fettzellen, die mit dem Alter stetig abnehmen und zum Verlust von Volumen führen. Die Haut wird schlaffer. Nach außen wird diese Veränderung durch »verschwommene« Gesichtskonturen, eingefallene Wangen, tiefere Falten und dünner werdende Haut sichtbar.

Gründe für die Hautalterung

Die Hautveränderungen im Alter haben verschiedenste Gründe, die eine Kombination aus inneren und äußeren Faktoren darstellen. Einer der Hauptgründe liegt in der Genetik und entzieht sich somit unserem Einfluss. Es gibt aber auch eine Reihe weiterer Faktoren und Ursachen, auf die wir durchaus einwirken können.

Innere Faktoren

Die im vorhergehenden Abschnitt beschriebene strukturelle Veränderung in der Haut wird durch unser biologisches Alter bestimmt. Genetische Faktoren wie der angeborene Hauttyp, die ethnische Herkunft und auch das Geschlecht bestimmen, wie schnell die Zeichen der Hautalterung auf der Oberfläche sichtbar werden. Beispielsweise machen sich bei trockener Haut Falten schon früher bemerkbar als bei anderen Hauttypen. Bezogen auf das Geschlecht sind es hormonelle Veränderungen, die sich besonders bei Frauen auf die Hautstruktur und das Hautbild auswirken. Der niedrige Östrogenspiegel nach den Wechseljahren, gepaart mit der verlangsamten Zellregeneration, begünstigt den Alterungsprozess. Hingegen sorgt der erhöhte Östrogenspiegel während einer Schwangerschaft für einen wahren Schönheitsschub: Die Haut wird straffer und rosiger, im Bindegewebe wird mehr Wasser eingelagert, sodass Fältchen fast vollkommen verschwinden.

Äußere Faktoren

Die gute Nachricht gleich vorweg: Das Altern unserer Haut wird zu 80 Prozent durch äußere Faktoren bedingt – und diese Faktoren können wir beeinflussen.

Alle äußeren Einflüsse, welche die Hautalterung beschleunigen, basieren maßgeblich auf oxidativem Stress. Dieser Vorgang bezeichnet die Freisetzung der sogenannten freien Radikale im Körper. Dabei handelt es sich um sehr reaktionsfreudige Atome oder Moleküle, die unsere Zellstrukturen umfangreich schädigen können – sowohl Kollagenfasern, Proteine als auch Lipide. Im Laufe des Alters häufen sich diese Schäden durch freie Radikale, was dazu führt, dass Zeichen der Hautalterung sichtbar werden.

Es sind besonders Umweltfaktoren wie Sonne, Klimaveränderungen und Luftverschmutzung, die unserer Gesichtshaut zu schaffen machen. Experten schätzen, dass bis zu 80 Prozent aller sichtbaren Hautschäden im Gesicht, wie zum Beispiel Falten, Pigment- und Altersflecken, durch zu viel UV-Strahlung verursacht werden. Auch ein Übermaß an Stress, Nikotin, zu viel Alkohol, Schlafmangel sowie vitaminarme Ernährung fördern freie Radikale und lassen unsere Haut vorzeitig altern.

Mit einem gesunden, ausgeglichenen Lebensstil können wir den oxidativen Stress, der auf unsere Haut einwirkt, reduzieren und die Hautalterung zumindest etwas hinauszögern. In Kapitel 2 werden wir darauf näher eingehen.

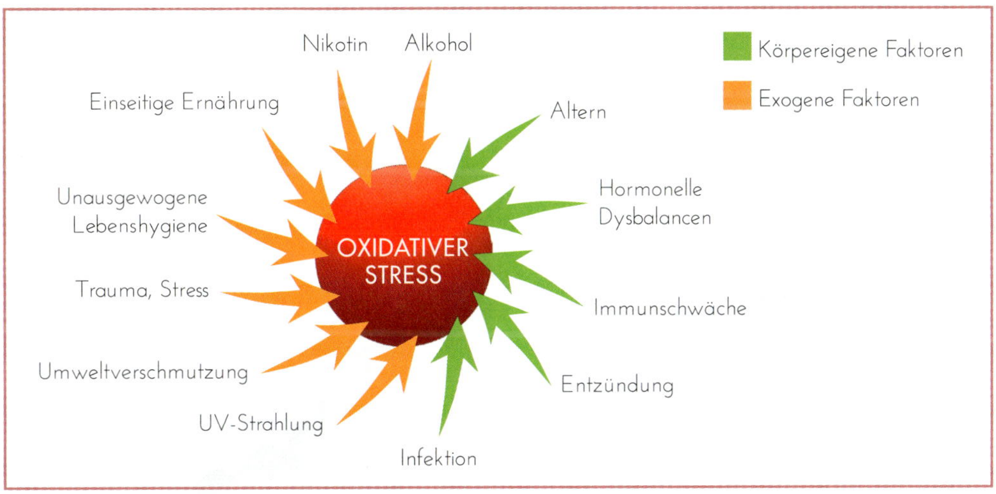

Oxidativer Stress kann verschiedenste Gründe haben.

Gesichtsmuskeln

Direkt unter der Gesichtshaut liegt jenes Gewebe, dem wir uns in diesem Buch ganz besonders widmen. Unschwer zu raten: Es geht um die Gesichtsmuskeln.

Unsere Gesichtsmuskeln umgeben Augen, Nase, Mund und die Ohren. Sie unterscheiden sich von anderen Muskeln des Körpers dadurch, dass sie nicht von Knochen zu Knochen ziehen mit jeweils einer Sehne als Ansatzpunkt, sondern dass sie stattdessen ohne Sehne direkt an der Haut und an den Weichteilen des Gesichts ansetzen. Dadurch können die Gesichtsmuskeln Haut und Weichteile gegen die knöcherne Unterlage des Schädels verschieben. So werden Furchen, Falten und Grübchen hervorgerufen, die den Ausdruck des Gesichts verändern. Man nennt die Gesichtsmuskulatur deshalb auch mimische Muskulatur, weil sie starken Einfluss auf die Mimik nimmt und den Gesichtsausdruck entscheidend beeinflusst. Alle Gesichtsmuskeln werden vom *Nervus facialis*, dem Gesichtsnerv, versorgt.

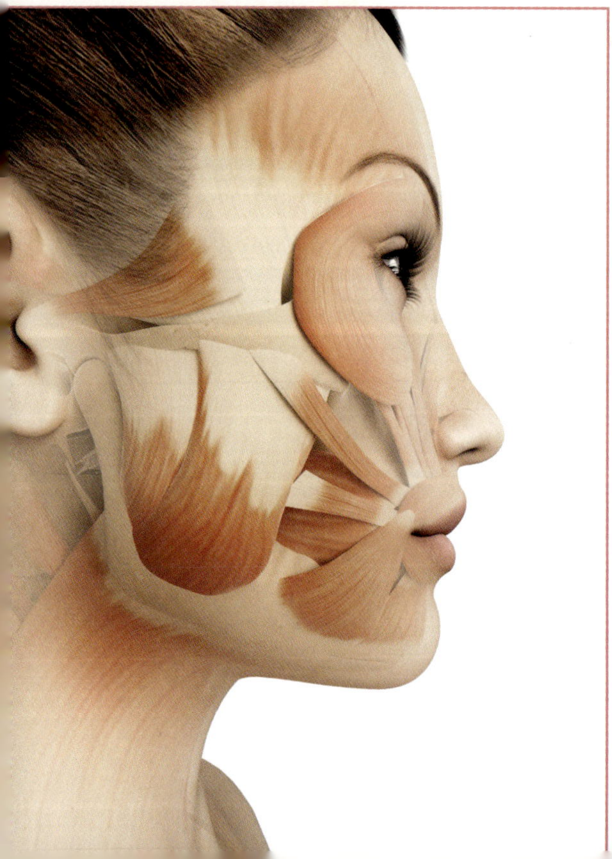

Durch ihre Kontraktion sind die Gesichtsmuskeln verantwortlich für die Bewegung der Gesichtshaut und somit auch für die menschliche Mimik, wobei eigentlich nur acht der 50 Gesichtsmuskeln für das Mienenspiel an sich zuständig sind. Die übrigen Muskeln des Gesichts sind zwar auch zu Kontraktion und Bewegung fähig, jedoch sind diese von außen nicht sichtbar.

Gesichtsmuskeln bezeichnet man auch als mimische Muskulatur.

Unsere Gesichtsmuskeln erfüllen wichtige physische Funktionen wie etwa das Öffnen und Schließen der Augen oder des Mundes, ohne die elementare Körperfunktionen wie das Sehen oder das Essen kaum möglich wären. Unsere Gesichtsmuskeln können aber noch viel mehr! Sie erfüllen eine enorm wichtige Rolle in der verbalen und nonverbalen Kommunikation, die durch verschiedene Gesichtsausdrücke überhaupt erst möglich wird.

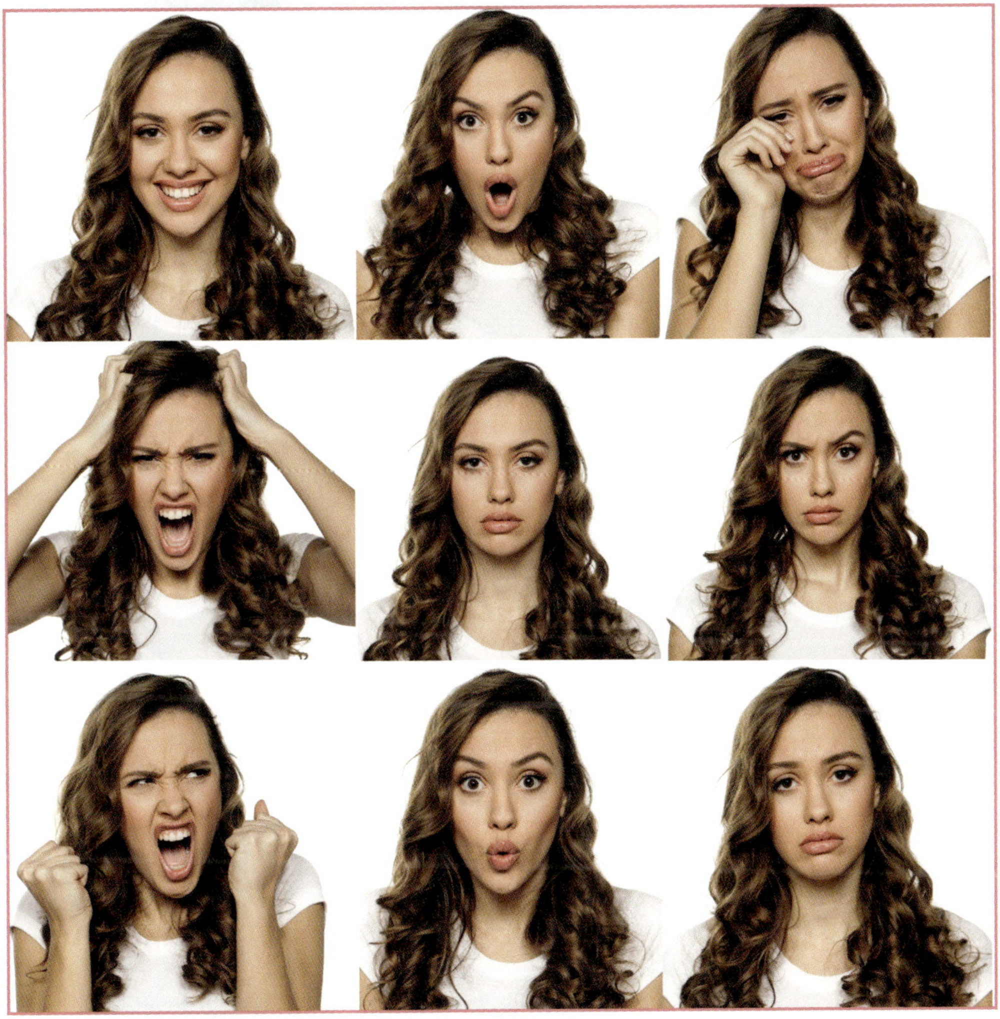

Dank der Gesichtsmuskeln können wir unsere Gefühle ausdrücken.

Mithilfe unserer Gesichtsmuskeln können wir den Mund zum Sprechen, Gähnen und Lachen bewegen. Wir können die Nase rümpfen, unsere Augenbrauen anheben und unsere Stirn runzeln. Wir können unsere Augen zusammenkneifen, wenn wir zornig sind, wir können sie vor Erstaunen aufreißen und wir können mit ihnen neckisch zwinkern. Damit sind natürlich nur einige wenige Beispiele genannt. In Summe, durch ihre Bewegung, ermöglicht uns die mimische Muskulatur den physischen Ausdruck unserer Gefühle wie Freude, Leid, Trauer oder Hass. Der Ausdruck zahlreicher Emotionen läuft über die Kontraktion der Gesichtsmuskeln. Sie spiegeln damit unsere seelische Verfassung wider und erlauben so unseren Mitmenschen Rückschlüsse auf unser Seelenleben.

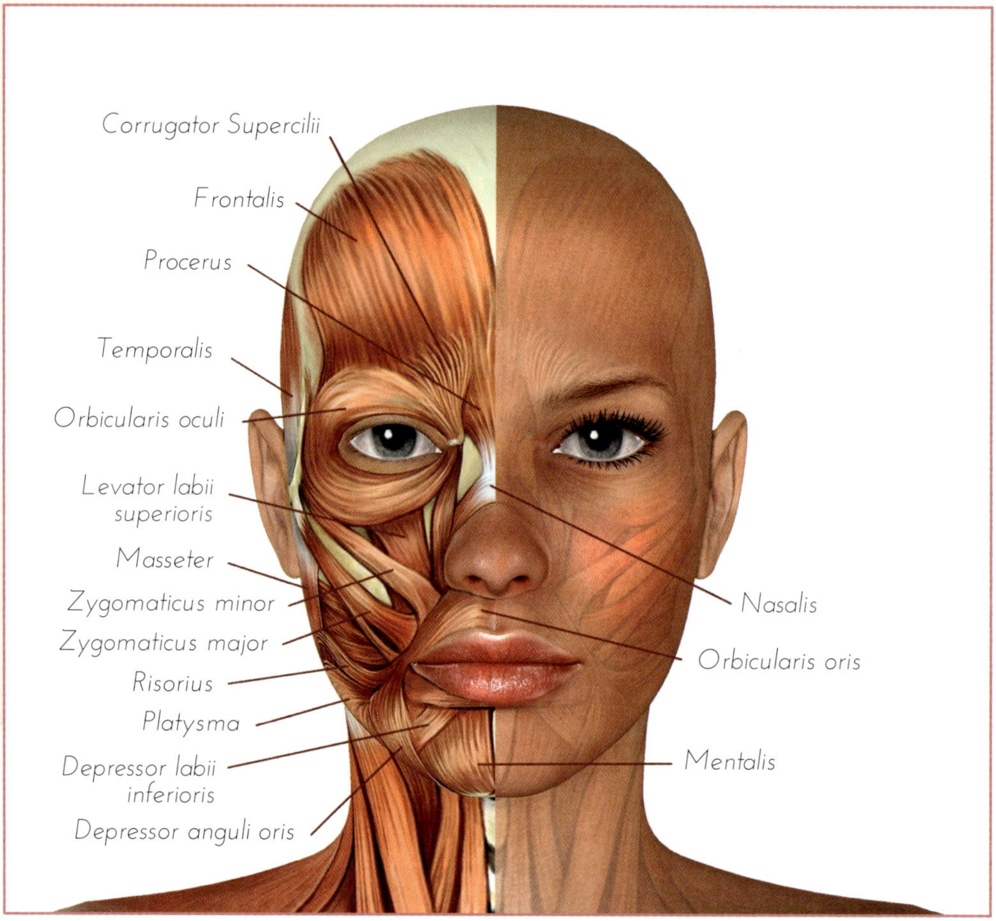

In unserem Gesicht haben wir über 50 Muskeln.

Das hat aber auch seine Tücken. Denn mit dem Älterwerden des Gesichts lässt die Ausdruckskraft etwas nach beziehungsweise wird es für die Außenwelt schwieriger, sie zuverlässig zu deuten. Schlaffe Haut und erschlaffende Konturen, die mit dem Volumenverlust der alternden Haut einhergehen, können dem Gesicht einen schlecht gelaunten, traurigen oder gestressten Ausdruck verleihen. Das führt manchmal dazu, dass die Laune oder die Absichten eines Menschen falsch gedeutet werden. Die Gesichtsmuskeln bestimmen auch die Form von Furchen im Gesicht. Wir kennen die Nasolabialfalten, die sich vom Außenrand des Nasenflügels zum Mundwinkel ziehen. Oder auch die Falte unter der Unterlippe, die sich beidseitig zum Mundwinkel hochzieht. Diese Furchen werden mit zunehmendem Alter, wenn die Haut ihre Straffheit verliert, tiefer und werden dann als Falten wahrgenommen. Genau wie die Muskulatur in Armen, Beinen und Rumpf ist auch die Gesichtsmuskulatur essenziell für feste, straffe Haut – also zum Beispiel für eine glatte Augenpartie und Stirn sowie pralle Wangen. Die rund 50 Gesichtsmuskeln werden in fünf Gruppen eingeteilt:

- Muskeln des Schädeldachs
- Muskeln in der Umgebung der Augen
- Muskeln um den Mund
- Muskeln im Bereich der Nasenöffnung
- Gesichtsmuskeln im Bereich der Ohren

Schädeldach

Die Muskeln des Schädeldachs ziehen von vorn, hinten und von der Seite zu einer fest mit der Kopfhaut verbundenen Sehnenplatte, die sich leicht gegen die Knochenhaut verschieben lässt. Die Muskeln des Schädeldaches ziehen die Kopfhaut nach hinten und glätten die Stirn. Das lässt sich mit dem Effekt eines sehr straff gebundenen Haarzopfs vergleichen. Mit dem vorderen Anteil dieser Muskelgruppe können wir die Stirn runzeln, unsere Augenbrauen anheben und die Augen öffnen.

Augen

Beide Augenhöhlen sind von einem Ringmuskel umgeben. Dieser ermöglicht den Lidschlag und den leichten Lidschluss im Schlaf sowie das feste Zusammenkneifen der

Augenlider. Bei Letzterem wird die Haut um das Auge zur Mitte hingezogen, was am äußeren Augenrand zu Falten führt, den sogenannten Krähenfüßen. Die Augenbrauen ziehen diese Gesichtsmuskeln nach innen und unten. Sie erweitern zudem die Tränensäcke und sorgen für die Fortbewegung der Tränenflüssigkeit. Das ist sehr hilfreich, wenn wir weinen oder uns nach einem beherzten Biss in eine Zitrone die Augen tränen.

Zu den Muskeln der Augen gehört auch der *musculus corrugator supercilii*, was wörtlich »Runzler der Augenbraue« bedeutet. Der Stirnrunzler ist ein kleines Muskelband auf der Innenseite der Augenbrauen. Mithilfe dieses Muskels können wir die Augenbraue senken und nach innen, also nasenwärts, ziehen. Das Resultat: eine kleine Delle über der Augenbrauenmitte und senkrechte Falten auf der Stirn. Kurzum, eine Denkerstirn, die den Eindruck von Konzentration vermittelt. Will man Stirnfalten vermeiden, gilt es zu lernen, wie man den Runzler entspannt.

Der Senker der Stirnglatze (*musculus procerus*) entspringt am Nasenrücken. Wenn wir diesen Muskel aktivieren, ziehen wir Stirnhaut und den mittleren Bereich der Augenbrauen nach unten. Das Ergebnis ist die sogenannte Zornesfalte.

Mund

Auch um den Mund befindet sich ein Ringmuskel. Er ist fest mit der Haut verbunden und gibt den Lippen ihre Form. Es lohnt sich also, diesen Muskel zu trainieren, hat man vollere Lippen zum Ziel. Fasern, die aus dem Ringverlauf des Muskels kommen, können die Lippen nach innen ziehen und sie schmal machen. Andere Fasern strahlen in die Nasenscheidewand ein und können sie herabziehen.

Weitere Muskeln im Bereich des Mundes ziehen jeweils den Mundwinkel nach unten beziehungsweise nach oben und zur Seite. Zudem bewegen sie unsere Ober- beziehungsweise Unterlippe. Es sind diese Muskeln, die uns jeweils helfen, Nasolabialfalten zu glätten oder süße Wangengrübchen zu formen.

Der Heber der Oberlippe und des Nasenflügels kommt vom Nasenrücken und vom inneren Augenwinkel und hebt die Nasenflügel, die Nasenlippenfurche und damit auch die Oberlippe. Er verursacht schräge Falten, die vom inneren Augenwinkel zur Mitte des Nasenrückens verlaufen.

Im Bereich der rechten und linken Wange verlaufen jeweils der kleine und große Jochbeinmuskel. Diese Gesichtsmuskeln ziehen die Nasenlippenfurche und damit auch die Mundwinkel zur Seite und nach oben. Sie sind die eigentlichen Lachmuskeln unter den Gesichtsmuskeln.

Ebenfalls in jeder Wange verläuft der Backen- oder Trompetermuskel. Er strahlt mit seinen unteren Fasern in die Oberlippe und mit seinen oberen Fasern in die Unterlippe ein, sodass sich diese Fasern im Mundwinkel überkreuzen. Diese beiden Backenmuskeln bilden die Grundlage der Wange und ermöglichen das Pusten, Spucken, Saugen und Pfeifen.

Auch der Kinnmuskel zählt noch zur Muskelgruppe des Mundes. Der Kinnmuskel zieht die Haut zu den Kinngrübchen ein und hebt die Kinnhaut. Zudem vermag er es, die Unterlippe nach oben und vorn zu schieben – man zieht eine »Schnute«.

Nase

Der Senker der Nasenscheidewand zieht diese nach unten. Der Nasenmuskel (*Musculus nasalis*) komprimiert die Nasenöffnung und biegt den knorpeligen Teil der Nase gegen den knöchernen ab.

Ohren

Die Gesichtsmuskeln im Bereich der Ohren bewegen die Ohrmuschel als Ganzes am Kopf. Der vordere Ohrmuskel zieht die Ohrmuschel nach vorn, der obere nach oben und der hintere Ohrmuskel zieht sie nach hinten.

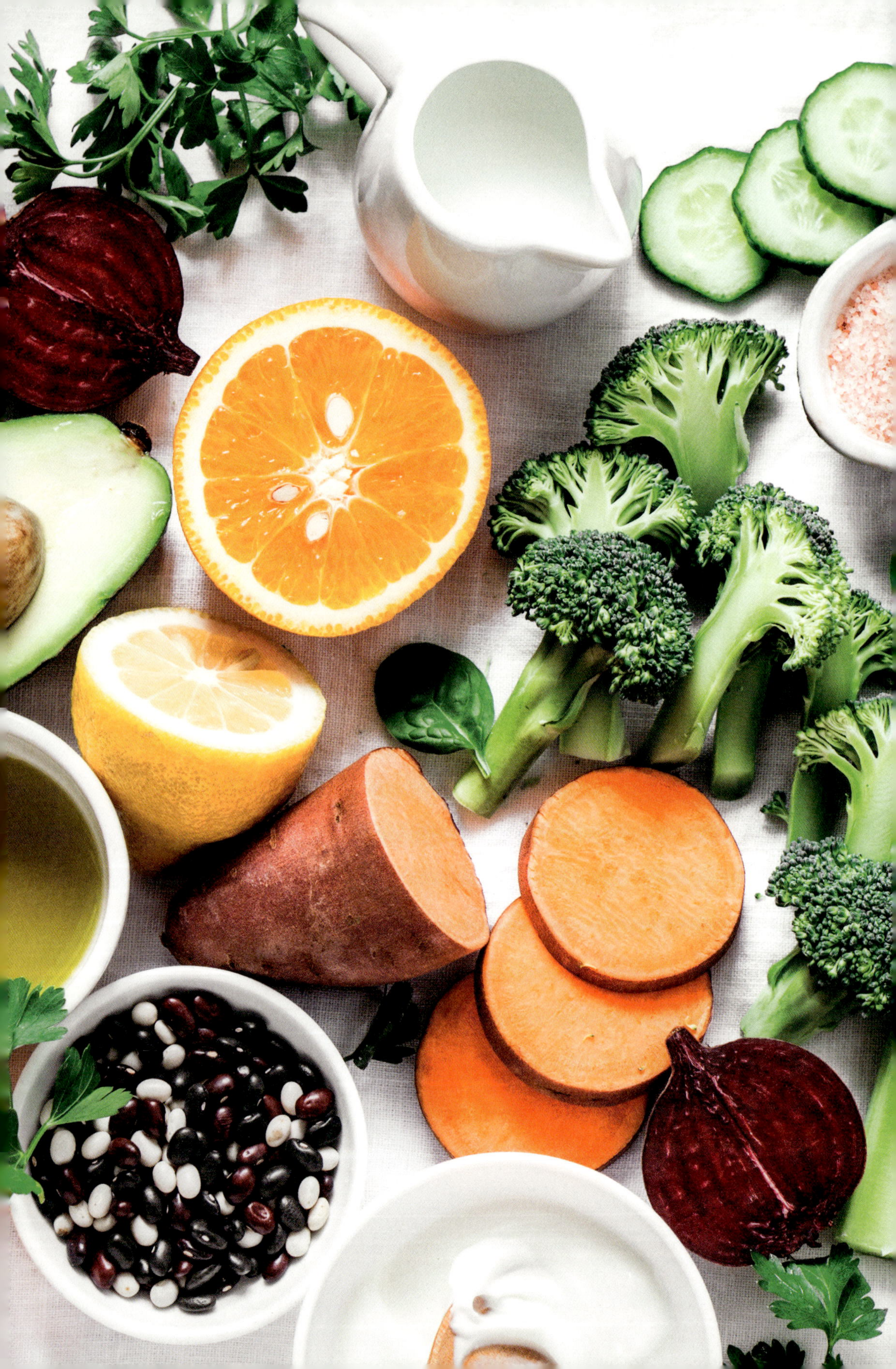

Kapitel 2

Ein gesunder Lebensstil

für dein Gesicht

In diesem Kapitel erfährst du alles rund um die Themen Attraktivität, gesunde Ernährung und die Aufgaben von Darm und Leber für die Schönheit von innen. Auch Schlaf und Stress haben einen nicht unbedeutenden Einfluss auf die sensible Gesichtshaut. Und letztlich spielt die richtige Gesichtspflege eine Rolle. Hier sollte die hautfreundliche Naturkosmetik das Mittel der Wahl sein.

Die Bedeutung von Schönheit

> Die Jugend ist glücklich, weil sie fähig ist, Schönheit zu erkennen. Jeder, der sich die Fähigkeit erhält, Schönes zu erkennen, wird nie alt werden.
>
> Franz Kafka

Was ist eigentlich Schönheit? Selbst die gründlichste Suche nach einer einheitlichen Definition hat uns nicht diese eine, die allgemein gültige Antwort beschert. Es ist eine Frage mit unzähligen Antworten. Es gibt keine Maßeinheit für Schönheit. Schönheit ist im Allgemeinen, aber besonders in Bezug auf Menschen und ihre Gesichter, ein gesellschaftliches Thema, das viel diskutiert wird. Und das nicht erst seit dem Aufkommen der sozialen Medien! Schönheit ist einerseits Ansichtssache und deren Bewertung somit Ausdruck individueller Interpretation. Andererseits beurteilen Menschen Schönheit auch im Kontext von sozialen Vergleichen. Schönheitsmerkmale unterscheiden sich je nach Kulturkreis und den vorherrschenden Normen und sie verändern sich im Wandel der Zeit, je nach vorherrschender Mode und in Abhängigkeit von anderen Entwicklungen wie zum Beispiel dem Wohlstand einer Gesellschaft. Die Grundzüge von Attraktivität bleiben aber vermutlich konstant. Ein Beispiel ist das Taille-Hüft-Verhältnis bei Frauen oder eben die Symmetrie im Gesicht. Das ist es, was uns zumindest wissenschaftliche Studien oft nahelegen wollen. Es ist wohl ein Versuch, Schönheit messbar zu machen.

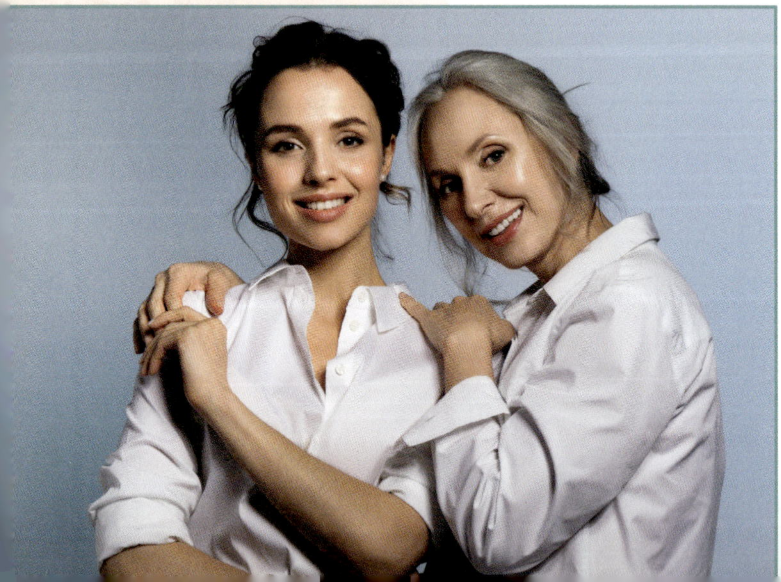

Schönheit kennt kein Alter.

So sehr Schönheit auch subjektiv ist, so gibt es doch einige Attribute in Bezug auf das Gesicht, die gemeinhin häufiger bevorzugt, sprich als schön und attraktiv empfunden werden. Ein Frauengesicht gilt häufig als attraktiv, wenn es folgende Attribute aufweist:

- Schmales Gesicht mit wenig Fettansatz (etwa ein Doppelkinn)
- Glatte und faltenfreie Haut, die zudem jugendlich strahlt
- Höhere Wangenknochen
- Große Augen, offener und klarer Blick (Schlupflider erzeugen hingegen einen müden Eindruck)
- Größerer Augenabstand
- Lange, dunkle Wimpern
- Keine Augenringe
- Schmaler, gerader und im Profil leicht nach oben geschwungener Nasenrücken
- Schmaler Hals
- Volle, gepflegte Lippen

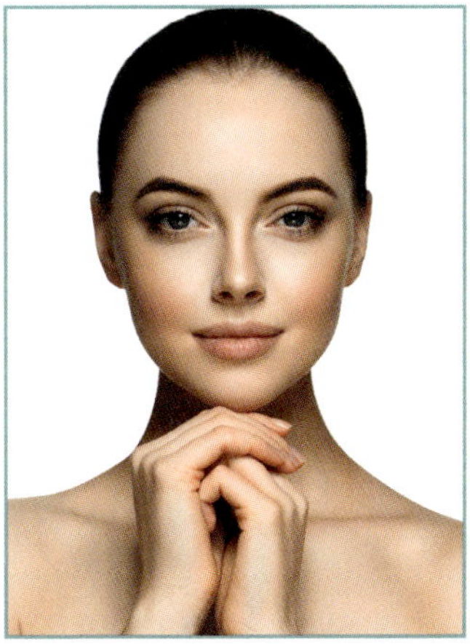

Attribute des weiblichen Schönheitsideals

Bei einem Mann sind es besonders folgende Attribute, die im Schnitt als attraktiv befunden werden:

- Schmales Gesicht mit wenig Fettansatz (etwa ein Doppelkinn)
- Obere Gesichtshälfte im Verhältnis zur unteren breiter
- Markante, höhere Wangenknochen
- Markantes Kinn
- Kräftiger, breiter und kantiger Unterkiefer
- Gerades Nasenprofil
- Dünne Lippen und ein symmetrischer Mund
- Tief liegende Augen mit eher kleinerem Abstand zueinander
- Dicke, tief liegende und dunkle Augenbrauen und dunklere Wimpern

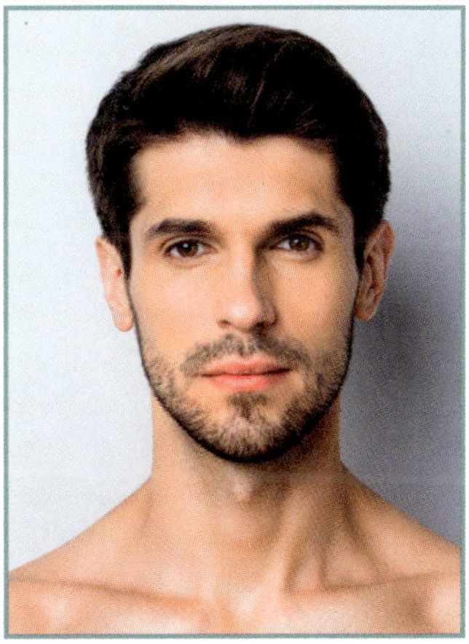

Attribute des männlichen Schönheitsideals

Diese Attribute zeichnen das Schönheitsideal, das die Attraktivitätsforschung durch Studien und Befragungen erhoben hat. Ob man nun jedes einzelne dieser Kriterien auch für sich bejahen würde, liegt natürlich im eigenen Ermessen. Wie sagt ein altes Sprichwort? »Schönheit liegt im Auge des Betrachters.«

Eines ist aber sicher: Schönheit wird seit jeher mit angenehmen Empfindungen assoziiert. Sie löst zumeist Bewunderung aus und weckt das Gefühl des Herausragenden, des nicht für jeden Menschen erreichbaren Ideals. Sie wird als seltenes Gut gehandelt und hat somit den Reiz der Exklusivität. Ganze Industrien leben davon, und deren Profit ist mehr als beeindruckend.

Dabei kann Schönheit auch so erfrischend einfach sein. Wie sehr bezaubert doch ein lachendes Gesicht, abseits von irgendwelchen gängigen Schönheitsidealen? Oder eine reifere Person, die sich ihren jugendlichen Schelm bewahrt hat und pure Lebensfreude versprüht? Oder der Anmut einer älteren Dame, die sich ihr jugendliches Aussehen und ihre lebensbejahende Ausstrahlung durch Disziplin und Eigenverantwortung bewahrt hat. Das Schöne ist, wir können unser Gesicht selbst in die Hand nehmen. Und das meinen wir im wahrsten Sinne des Wortes! Nämlich mit kräftigenden Übungen, die buchstäblich unter die Haut gehen. Und das ganz abseits von kostspieligen und potenziell gefährlichen Schönheits-OPs und den vielmals enttäuschenden Ergebnissen von kostspieligen Tiegeln und Tübchen.

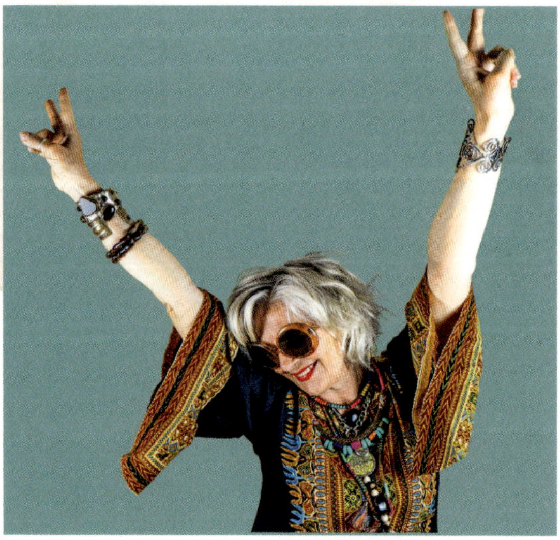

Eine lebensbejahende Ausstrahlung und Charme sind unabhängig vom Alter.

Wofür ist ein attraktives Gesicht überhaupt wichtig?

Woher kommt es, dass man sich dem Reiz attraktiver Menschen nur schwer entziehen kann? Wieso werden schöne Menschen im Leben häufig bevorzugt behandelt?

Attraktivität wird mit Gesundheit gleichgesetzt und signalisiert Vitalität und Fruchtbarkeit. Beides wichtige Voraussetzungen für den Fortbestand unserer Spezies und somit wichtiges Instrument im Sinn der Evolution. Bei der ersten Begegnung zählt das Aussehen beziehungsweise das Urteil über die Attraktivität des Gegenübers. Den ersten Eindruck, und der zählt ja bekanntermaßen, macht man sich innerhalb weniger Sekunden. Das trifft auf Männer gleichermaßen wie auf Frauen zu. Im Gesicht einer Frau beispielsweise ist es ein hoher Östrogenspiegel (»weibliche« Hormone) und ein niedriger Androgenspiegel (»männliche« Hormone), welche während der Pubertät die typisch attraktiven Gesichtsmerkmale erzeugen. Überspitzt und etwas plakativ formuliert: Man kann im Gesicht einer Frau ihre Fruchtbarkeit ablesen.

So oberflächlich das auch klingen mag, der Mensch ist eben nun mal ein »Augentier«, und es macht ja auch Sinn. Wir können bei der Partnerwahl nicht mit jedem potenziellen Kandidaten eingehende Gespräche führen. Für die erste Selektion müssen wir schnelle Entscheidungen treffen und die Evolution hat als Leitsystem für gegenseitige Anziehung eben nun mal die Attraktivität auserkoren. »Liebe auf den ersten Blick« basiert genau auf diesem rein optischen Prinzip. Das Gesicht übernimmt dabei die Hauptrolle. Es liefert uns relativ zuverlässige Angaben über den Gesundheitszustand, das Alter, die ethnische Herkunft sowie über die Stimmung und den Gemütszustand unseres Gegenübers. Das Erkennen attraktiver Merkmale ist dem Menschen übrigens angeboren: Schon Neugeborene bevorzugen Gesichter, die Attribute von Schönheit aufweisen, und widmen ihnen mehr Aufmerksamkeit als weniger attraktiven. Natürlich wollen wir den Menschen und sein Dasein nicht ausschließlich auf dessen Reproduktion reduzieren. Es würde ja bedeuten, dass wir aufhören würden, uns attraktiv fühlen zu wollen, sobald wir für ausreichend Nachwuchs gesorgt haben. Dem ist natürlich nicht so. Wir wollen uns auch mit Kindern selbstverständlich attraktiv fühlen. Gleiches gilt für Menschen, die gar keine Kinder haben wollen beziehungsweise nicht mal auf Partnersuche sind. Haben attraktive Menschen Vorteile? Werden sie besser behandelt als weniger attraktive? Bekommen sie die besseren Jobs? Ist es wichtig, auf einem Bewerbungsfoto gut auszusehen?

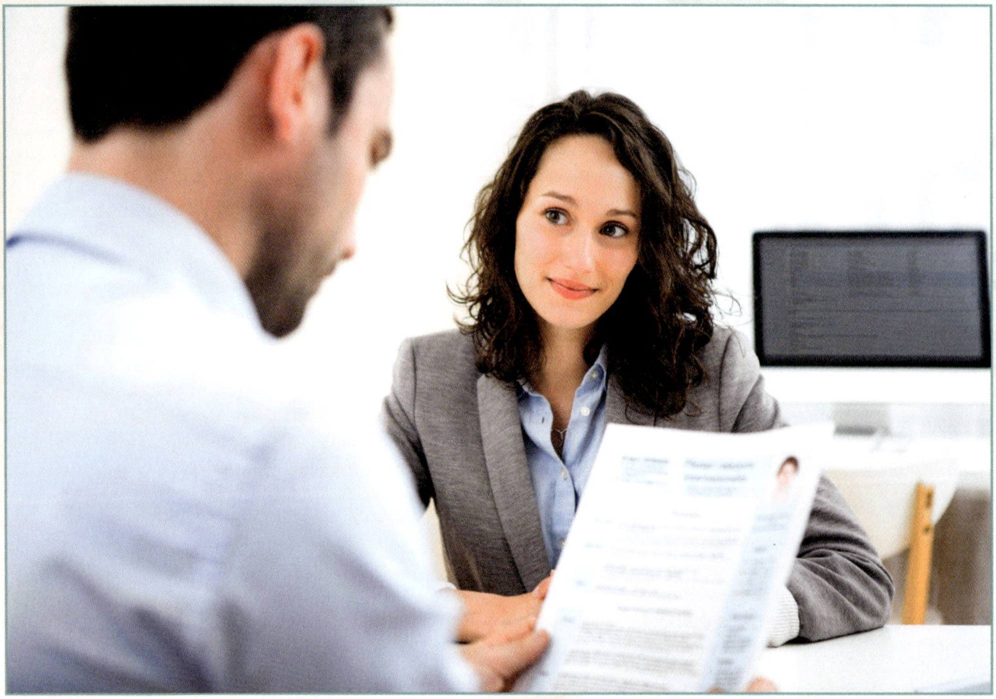

Attraktive Menschen haben Vorteile bei der Jobsuche.

Glaubt man bisherigen Untersuchungen, so muss man diese Fragen bejahen. Sie zeigen, dass Menschen umso positiver eingeschätzt werden, je attraktiver sie aussehen. Schönen Menschen werden sogar bestimmte Eigenschaften unterstellt, wie zum Beispiel sympathischer, erfolgreicher, zufriedener und selbstbewusster, geselliger und aufregender zu sein als andere. Bei Stellenbewerbungen passiert es nicht selten, dass Schönheit sogar der fachlichen Kompetenz vorgezogen wird. Studien zeigen, dass attraktive Studierende im Schnitt höhere akademische Grade erreichen. Schon in der Schule werden attraktive Kinder milder beurteilt und für Fehlverhalten weniger hart sanktioniert. Diese Liste ließe sich endlos fortsetzen.

Natürlich distanzieren wir uns von jeglicher Art einer Stereotypisierung. Schönheit darf selbstverständlich nicht als Indikator für den Wert einer Person herangezogen werden. Jedoch hilft uns die Wissenschaft, und hier insbesondere die Schönheitsforschung, zu verstehen, woher das Streben nach Attraktivität und einem schönen Gesicht kommt.

Ist es dir wichtig, schön zu sein? Findest du dich schön?

Wir hoffen, du beantwortest beide Fragen mit einem beherzten Ja! Wie wir schon erfahren haben, hat Schönheit unzählig viele Facetten und wir dürfen Schönheit nach unserem Geschmack interpretieren. Sicher ist, indem wir uns selbst schön finden, schenken wir unserem Gesicht automatisch mehr Beachtung und Fürsorge in Form von liebevoller Zuwendung. Und dort, wo Liebe ist, entsteht Schönheit.

Nach unserem Verständnis werden Menschen erst durch ihre Individualität interessant. Sie wecken den Wunsch bei ihren Mitmenschen zu verweilen, ihre Persönlichkeit und ihre Geschichte zu erforschen. Und doch ist es so, dass es sich das menschliche Hirn auch gern einfach macht. Schließlich lässt sich das Uniformierte leichter verarbeiten und einordnen.

Wie schon beschrieben, fällen Menschen ihr erstes Urteil über die Attraktivität eines anderen Menschen sehr rasch. Meistens passiert das in weniger als einer Sekunde. Menschen sind eben sehr visuelle Wesen. Sie haben die Tendenz, anderen zuerst ins Gesicht zu schauen. Daher ist die Attraktivität unseres Gesichtes sehr wichtig und es ist in Ordnung, wenn wir dazu stehen und etwas dafür tun, um uns in unserer Haut wohlzufühlen.

Dem Gesicht jene Wichtigkeit beizumessen, die es verdient, ist eine Botschaft, die uns sehr wichtig ist. Es geht uns nicht um gängige Schönheitsideale und dem Nachjagen von glatt gebügelten Einheitsgesichtern. Es geht uns um Selbstliebe und um Wertschätzung jenes Meisterwerkes aus Muskeln, Haut und Organen, die unser Gesicht zum Tor zur Außenwelt machen. Und es geht uns um Individualität. Dazu zählen genauso Fältchen und Falten, die Geschichten erzählen. Jedoch macht es einen großen Unterschied, ob sich zu diesen Falten auch noch fahle Haut, ein durch hängende Augenlider unbeabsichtigt erzeugter trauriger Blick, ein Doppelkinn und nach unten zeigende Mundwinkel gesellen. Oder ob uns diese Geschichten von einer Person mit offenem Blick, festen Wangen und gut durchbluteter, rosiger Haut erzählt werden. Letzteres kann nämlich trotz fortgeschrittenen Alters durchaus erreicht werden.

Hautgesunde Ernährung

Bevor wir uns in den nächsten beiden Kapiteln der Kräftigung unserer Gesichtsmuskeln widmen, wollen wir dir in diesem einige Ideen und Tipps für die Schönheit und Strahlkraft deiner Haut geben. Natürlich wollen wir möglichst viel neues Wissen anbieten, aber manches muss einfach gesagt werden, auch wenn du es ziemlich wahrscheinlich schon unzählige Male gehört hast. Ja, du hast es schon erraten, wir kommen ums berühmte Wassertrinken nicht herum.

Eat the Rainbow

Kennst du die Empfehlung »Eat the Rainbow« – also »Iss den Regenbogen« – schon? Möglichst bunt sollen unsere Nahrungsmittel sein, um uns in unserer Gesundheit zu unterstützen und um uns strahlende, gesunde Haut zu bescheren. Natürlich ist nicht der Griff in die Tüte mit den bunten Fruchtgummis oder andere mit Farbstoffen versehene Produkte gemeint! Der Schlüssel liegt in naturbelassenen Nahrungsmitteln, also vielfarbigem Obst und Gemüse, aber auch Nüsse, Samen und Kräuter gehören dazu.

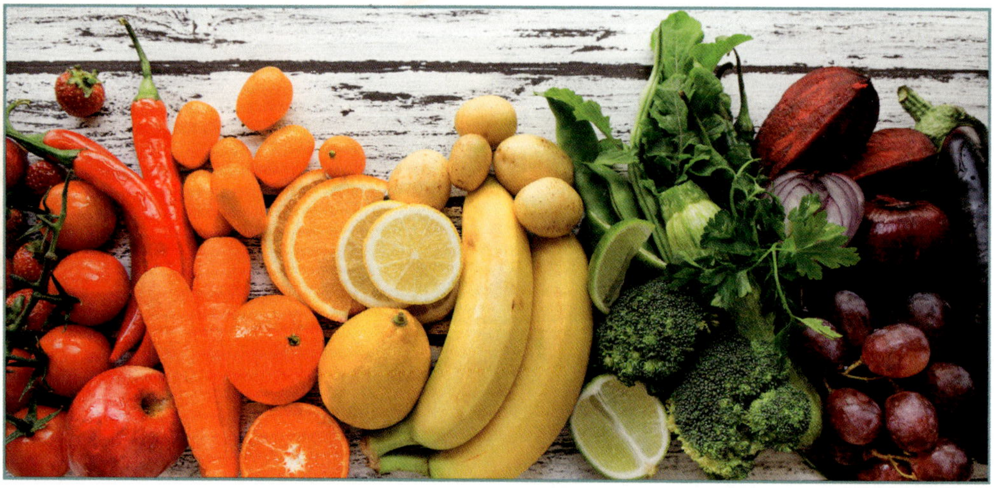

Deine Haut profitiert von einer vielfältigen, naturbelassenen Ernährung.

Unsere Hautgesundheit profitiert von natürlichen Lebensmitteln der Farben Orange, Gelb, Rot, Grün, Blau, Lila und Weiß. Die Vielfalt an Farben sorgt für Vitamine, Mineralien, Antioxidantien und sekundäre Pflanzenstoffe. Zu Letzteren zählen zum Beispiel die Gruppe der Flavonoide, Phytoöstrogen, Polyphenole oder Carotinoide.

Beginnen wir mit der scheinbar unspektakulärsten Farbe Weiß. Knoblauch, Sellerie, Rettich, Spargel und Karfiol (Blumenkohl) kommen dir wahrscheinlich am ehesten in den Sinn. Sie enthalten Sulfid, Allicin und Glucosinolat und wirken darum unter anderem durchblutungsfördernd, antibiotisch und antioxidativ. So werden Krankheitserreger und damit Entzündungen, die unser Immunsystem sowie auch unser Hautbild beeinträchtigen können, reduziert und in Schach gehalten. Und unsere Haut profitiert davon!

Carotinoide sorgen für die gelbe und orange Farbe von Obst und Gemüse. Denk an die leuchtenden, satten Farben von Karotten, Kürbis, Paprika, Mango, Marillen, Sanddorn, Grapefruit und Zitrone! Das macht nicht nur gute Laune, sondern wir dürfen uns auch über eine geballte Ladung von Antioxidantien freuen. Gemeinsam mit den in diesen Obst- und Gemüsesorten reichlich enthaltenen Vitaminen A und C schützen sie unsere Zellen vor freien Radikalen und verzögern so die Hautalterung. Zudem wirken sie positiv auf unser Immunsystem, die Verdauung und den Stoffwechsel.

Karotten für eine attraktive Haut

Möchtest du auch im Winter einen wie von der Sonne geküssten Teint? Versuch´s mal mit Karottensaft! Trinke mindestens einen Monat lang täglich Karottensaft und du wirst mit einem gesunden, dunkleren Teint belohnt. Der in den Karotten enthaltene, natürliche Farbstoff Betacarotin lagert sich bei häufigem Verzehr in der Haut ab und erzielt ein ähnliches Ergebnis wie Melanin, dessen Produktion durch UV-Strahlung entsteht. Eine weitere Gemeinsamkeit: Beides verlängert die Eigenschutzzeit der Haut und kann dadurch Sonnenbrand vorbeugen. Auf eine Sonnencreme solltest du natürlich trotzdem nicht verzichten!

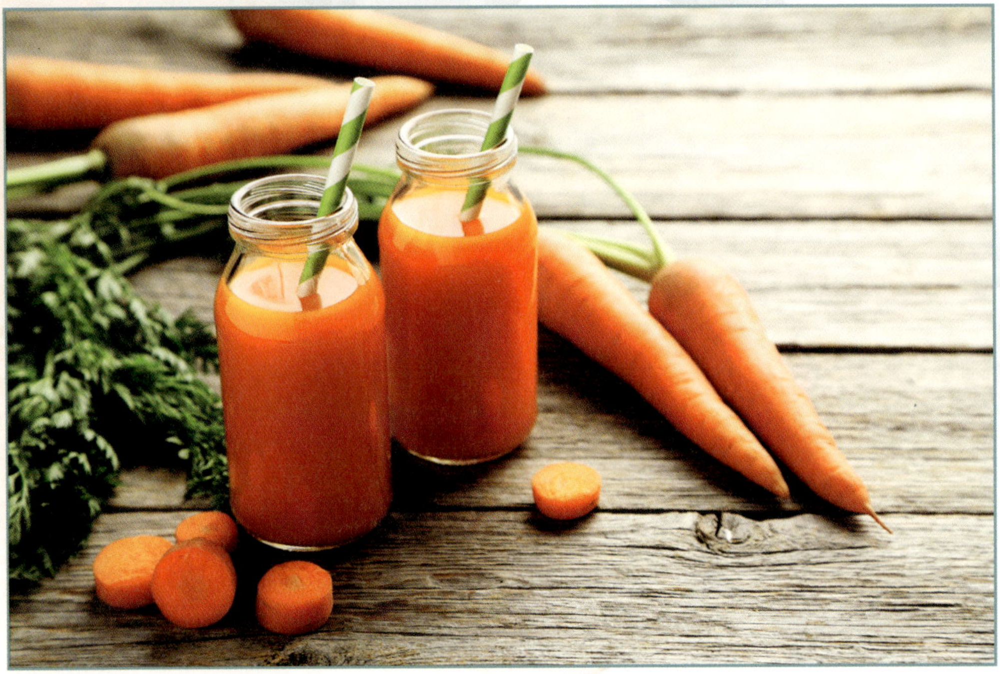

Das in Karotten enthaltene Betacarotin unterstützt und schützt die Haut.

Zur Gruppe der Carotinoide zählt auch Lycopin, und das ist wiederum der Farbstoff, der Tomaten, Chili, roter Paprika, Erdbeeren, Kirschen, Wassermelonen, Hagebutten und Granatäpfeln ihre rote Farbe verleiht. Lycopin wird nachgesagt, dass es die Haut- und Zellalterung verlangsamt. Darüber hinaus fördert es den Blutfluss und hält damit die Gefäße und unser Herz gesund.

Eine weitere Anti-Aging-Waffe sind die Anthocyane und ihre Vorstufe, die Oligeomere Proanthocyanidine (OPC). Beide sind sekundäre Pflanzenfarbstoffe aus der Gruppe der Flavonoide und höchst wirksame Antioxidantien. Anthocyane verleihen Obst und Gemüse wie Blaubeeren, Brombeeren, Pflaumen, blauen Weintrauben, Cranberrys, lila Kartoffeln, Rotkohl und Auberginen ihre blaue und lila Farbe. Proanthocyanidine sitzen in der Haut, in den Schalen und Samen von Pflanzen und dienen den Früchten als natürlicher Sonnenschutz. Genau das Gleiche tun sie auch für uns! Der Pflanzenstoff schützt uns vor den Einflüssen des UV-Lichts und minimiert den oxidativen Stress für unsere Zellen. Deswegen iss Traubenkerne und Apfelschalen im Sinn deiner Gesundheit und für eine schöne Haut am besten immer mit!

Man sagt den Anthocyanen eine vielfach höhere antioxidative Kraft nach als jenen der Vitamine C und E. Die oxidative Kraft von OPC soll sogar 50-mal stärker als die von Vitamin C sein. Davon profitiert unsere Schönheit: OPC sorgt für schnelle Wundheilung und Hautzellerneuerung, es repariert das Kollagen in unserer Haut und glättet somit Falten, es beschert uns volles Haar und gesunde Augen. Obendrein halten Anthocyane unsere Blutgefäße jung und elastisch. Sie sind gut für ein gesundes Herz und verhindern die Entartung von Zellen.

Zu guter Letzt widmen wir uns dem grünen Obst und Gemüse. Es hat für unsere Haut, das neben der Leber, den Nieren und der Lunge unser größtes Entgiftungsorgan ist, eine besondere Bedeutung. Denn das für die grüne Farbe zuständige Chlorophyll leistet unseren Entgiftungsorganen wertvolle Dienste. Es kommt nicht von ungefähr, wenn von »Detox« gesprochen wird, dass dabei der grüne Smoothie eine Rolle spielt. Grüne Blattgemüse wie Spinat und Salat, Petersilie, aber auch Wildkräuter, Grünkohl, Broccoli, Zucchini oder grüner Tee liefern uns ausgiebig Chlorophyll, das als starkes Antioxidans sowohl entzündungshemmende als auch antibakterielle Eigenschaften besitzt. Chlorophyll unterstützt die Entgiftung von krebserregenden Substanzen wie zum Beispiel Schimmelpilzgiften und Schwermetallen, ist gut für den Darm und unterstützt die Wundheilung sowie Regeneration. Der grüne Farbstoff in Obst, Kräutern und Gemüse lindert Entzündungen auf der Haut und dämmt die Bildung von Pickeln ein. Außerdem soll das Blattgrün die Poren verkleinern und die Haut ebenmäßiger erscheinen lassen.

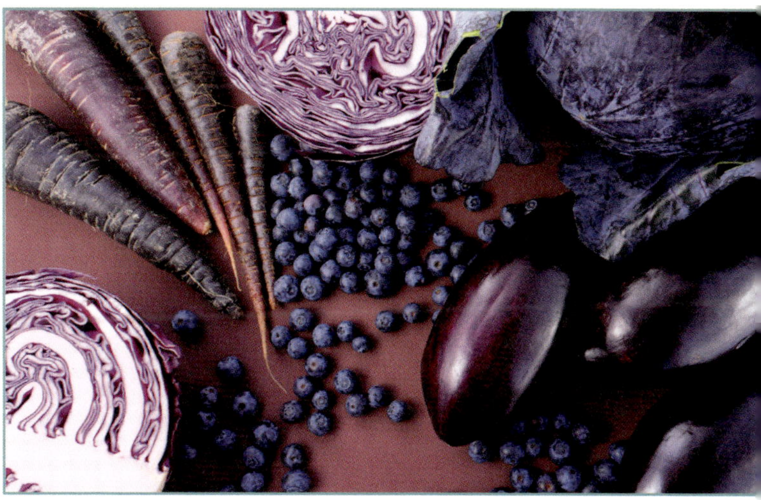

Blaue und lila Obst- und Gemüsesorten liefern Zellschutz in Form von Anthoycanen.

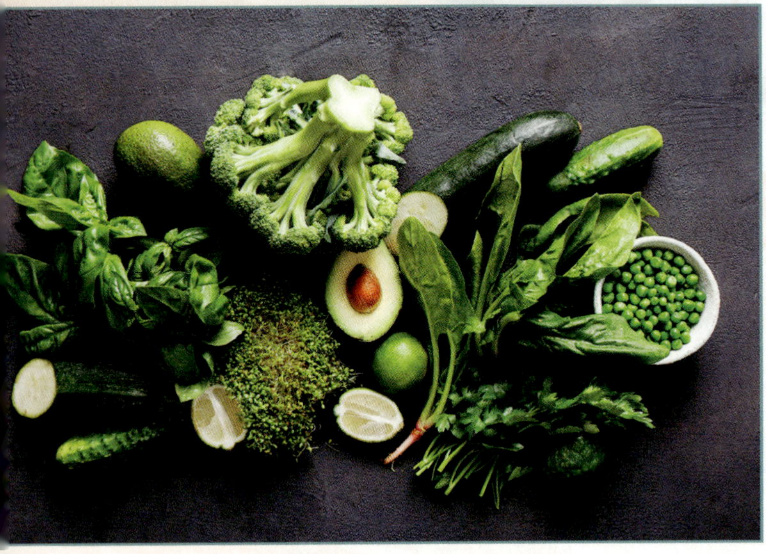

Das Grün im Blattgemüse sorgt für ein ebenmäßiges Hautbild.

Eine unreine Haut ist ein Zeichen dafür, dass der Körper Schwierigkeiten hat, Abfall- und Schadstoffe loszuwerden. Sorge dafür, deine Leber, Niere und Lunge so gut es geht zu entlasten, damit deine Haut unbelastet strahlen kann.

Du siehst, du kannst deine Küche sehr einfach zu einem wahren Beauty-Spa verwandeln. Setze auf natürliche Lebensmittel und auf Vielfalt – je bunter, desto besser! Bestimmte Pflanzenstoffe isoliert und in hohen Dosen zum Beispiel in Kapseln oder Tinkturen einzunehmen, würden wir als nicht notwendig und sogar als fraglich einstufen. Ziemlich sicher ist es ohnehin so, dass sie am besten im Verbund mit den weiteren, in den Pflanzen enthaltenen Wirkstoffen wirksam werden können. Die Natur ist dem Chemielabor ein paar Schritte voraus und liefert uns das beste Skinfood in den schönsten Farben. Verwöhnprogramm pur – für unsere Sinne und für unsere Haut.

Natursubstanzen für deine Haut

Nun hast du bereits die sekundären Pflanzenstoffe kennengelernt. Die wundervolle Natur liefert uns jedoch noch mehr höchst wirksame Stoffe, die dem Schutz unserer Zellen und DNA dienen sowie erfolgreich Entzündungen reduzieren beziehungsweise bekämpfen können. Einige wollen wir dir hier vorstellen.

Coenzym Q10

Das Coenzym Q10 sitzt in jeder einzelnen unserer 70 bis 100 Billionen Körperzellen. Genauer gesagt in den Mitochondrien, den Kraftwerken unserer Zellen, wo es für die Energiebereitstellung sorgt. Das heißt, ohne Q10 könnte keine einzige unserer Zellen überleben, geschweige denn ihre Arbeit verrichten. So ist es nicht verwunderlich, dass unser Herz die höchste Q10-Konzentration aufweist. Q10 aktiviert unser Immunsystem, stärkt die Nerven und spielt bei der Fettverbrennung eine wichtige Rolle.

Was tut dieses besondere Coenzym für unsere Haut? Es stimuliert die Zellerneuerung und stärkt das Bindegewebe. Q10 ist lipophil (es verbindet sich gern mit Fett) und dringt somit auch in tiefere Hautschichten ein. So wirkt es dort gegen feine Fältchen, macht die Haut straffer und sorgt für mehr Hautelastizität.

Zudem vermag Q10 freie Radikale zu entschärfen. Freie Radikale entstehen durch oxidativen Stress, verursacht durch beispielsweise UV-Strahlen, Rauchen, (Hoch-) Leistungssport und Schadstoffe. Sie lassen unsere Haut schneller altern und bewirken, dass sie grau und faltig erscheint. Das Power-Enzym ist ein sehr wirkungsvoller Radikalfänger. Dank seiner antioxidativen Kraft kann Q10 die Faltenbildung reduzieren sowie den Prozess der Hautalterung verlangsamen. Deshalb wird Q10 als »Verjüngungsmittel« in verschiedenen Hautcremes zum Einsatz gebracht.

Die Q10-Konzentration nimmt leider mit zunehmendem Alter ab und dies führt zu den typischen Alterungssymptomen. Wir erweisen unserer Haut und generell unserer Gesundheit einen sehr großen und wichtigen Dienst, wenn wir unserem Körper ausreichend Q10 zuführen. Das geht ganz einfach über die Nahrung: Nüsse, Weizenkeime, grünes Gemüse, Knoblauch, Mandeln oder Eier sind zum Beispiel sehr gute Quellen. Wenn du Q10 in Kapselform einnehmen möchtest, so ist die von Anti-Aging-Experten empfohlene Dosis 30 bis 120 mg pro Tag.

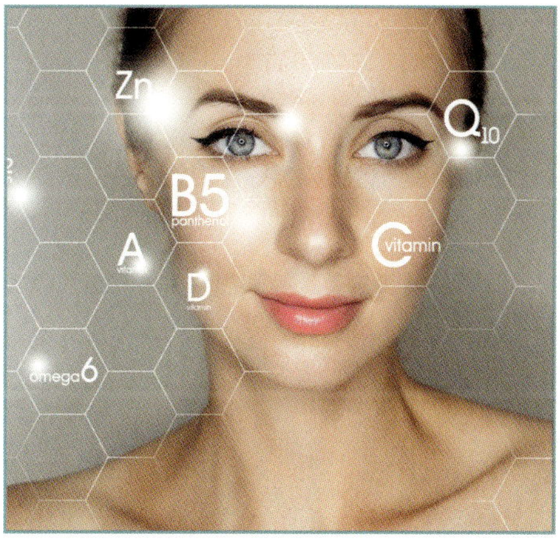

Die Natur liefert das beste Skinfood für die Gesichtshaut.

Resveratrol

Bekannt ist diese Natursubstanz ja schon länger. Sie wird auch mit dem französischen Paradox in Zusammenhang gebracht: gesundes Herz, intakter Blutkreislauf und längere Vitalität trotz Rotweingenuss, oder besser gesagt vielmehr dank des regelmäßigen, moderaten Genusses des roten Rebsafts.

Die Rede ist von Resveratrol. Insbesondere neuere Studien rücken Resveratrol immer mehr in den Fokus, es wird gar als Anti-Aging-Wunder gefeiert.

Eigentlich schützt Resveratrol Pflanzen wie zum Beispiel Weintrauben vor Umweltstress. Doch auch auf unserer Haut entwickelt es herausragende Leistungen. Resveratrol besitzt starke antioxidative Eigenschaften und bekämpft so freie Radikale, wohlgemerkt auch in der Haut. Damit schützt es die Haut vor den Angriffen von UV-Strahlen beziehungsweise Schadstoffen und den daraus resultierenden Schäden, welche die freien Radikale an den Hautzellen und der Hautbarriere anrichten.

Doch als wenn diese Schutzwirkung nicht genug wäre, trägt es auch zu einer verbesserten Kollagensynthese der Haut bei. Wie du im ersten Kapitel erfahren hast, ist Kollagen für die Struktur unserer Haut verantwortlich. Resveratrol ist also das Mittel der Wahl für ein gesundes, ebenmäßiges Hautbild.

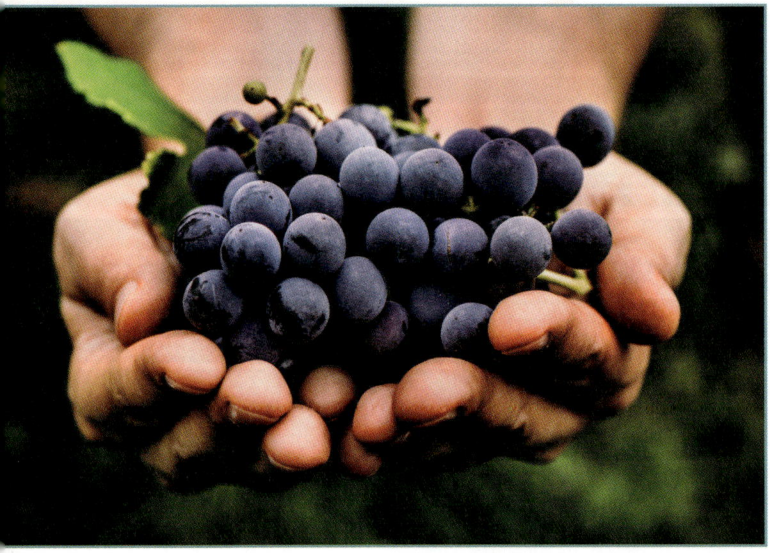

Blaue Weintrauben liefern besonders viel zellverjüngendes Resveratrol.

Resveratrol kann noch mit einer weiteren Superkraft aufwarten. Es wirkt im Körper ähnlich genregulierend wie Fasten oder eine kalorienreduzierte Diät. Diese wirkt bekanntermaßen verjüngend und lebensverlängernd. Durch die Kalorienreduktion wird der Körper unter Stress gesetzt. Dadurch schüttet er den genregulierenden Wirkstoff Sirtuin aus. Resveratrol imitiert die Mechanismen einer kalorienreduzierten Diät. Es lässt den Körper »denken«, dass du fastest beziehungsweise weniger Kalorien zu dir nimmst, und aktiviert die sogenannten Sirtuin-Enzyme (SIRT1). Diese optimieren die Energieproduktion in den Mitochondrien und schützen oder reparieren kranke Zellen. So werden Alterungsprozesse in den Zellen verhindert beziehungsweise verlangsamt.

Die höchsten Konzentrationen an Resveratrol findest du in den Schalen von Weintrauben, in dunkler Schokolade, Rotwein, Himbeeren und Äpfeln. Leider lässt sich die empfohlene Tagesdosis für eine verjüngende Wirkung, die bei circa 300 bis 500 mg und mehr liegt, nicht allein durch die Ernährung decken. Du könntest eine Supplementierung, je nach Zielsetzung, in Erwägung ziehen.

Melatonin

Melatonin ist das Hormon, das unseren Tag-Nacht-Rhythmus reguliert. Abends, wenn es dunkel wird, schüttet unser Körper vermehrt das Schlafhormon Melatonin aus, macht uns müde und hilft uns einzuschlafen. Aber es wird diesem Hormon auch noch eine verjüngende Wirkung nachgesagt. Wir meinen, so macht der Begriff »Schönheitsschlaf« ja gleich noch mehr Sinn!

Tatsächlich fehlt momentan noch der wissenschaftliche Nachweis über die Wirksamkeit von Melatonin gegen die Hautalterung. Jedoch ist es sehr wahrscheinlich, dass das Hormon dem Alterungsprozess entgegenwirken kann. Wissenschaftler der Universität Zürich haben in einem Versuch verschiedene Hautareale ihrer Probanden mit einem 0,5 Prozent melatoninhaltigen Gel eingeschmiert, bei der Testgruppe war es reines Gel ohne Wirkstoff. Es zeigte sich, dass in jenen Hautarealen, die vor der Bestrahlung mit dem melatoninhaltigen Gel behandelt wurden, eine Hautrötung praktisch vollständig unterdrückt werden konnte. Die Zürcher Wissenschaftler führen die Schutzwirkung des Melatonins vor allem auf dessen exzellente Radikalfängereigenschaften zurück. Die freien Radikale werden durch Melatonin »entschärft«, bevor sie die Hautzellen schädigen und die für Sonnenbrand typischen Veränderungen auslösen können.

Sicher ist also: Melatonin hat eine antioxidative Wirkung und kann somit »oxidativen Stress« reduzieren. Es bindet also freie Radikale im Körper und bekämpft damit die Ursachen für vorzeitige Zellalterung und Zellschäden. Melatonin soll bis zu 50-mal wirksamer sein als Vitamin C.

Alkohol, Nikotin, Stress, UV-Licht und elektromagnetische Wellen hemmen die Melatoninausschüttung. Auch nimmt die Eigenproduktion von Melatonin mit steigendem Lebensalter ab. Eine Supplementierung mit Kapseln sollte dennoch wohlüberlegt und gut beraten sein. Auch hier lohnt der Blick in die Küche: Pistazien punkten mit dem weitaus höchsten Melatoningehalt, gefolgt von Sauerkirschen. Auch Walnüsse leisten wertvolle Dienste, denn sie enthalten nicht nur Melatonin, sondern zudem eine gehörige Portion Vitamine der Gruppe B, welche die körpereigene Melatoninbildung zusätzlich anregen.

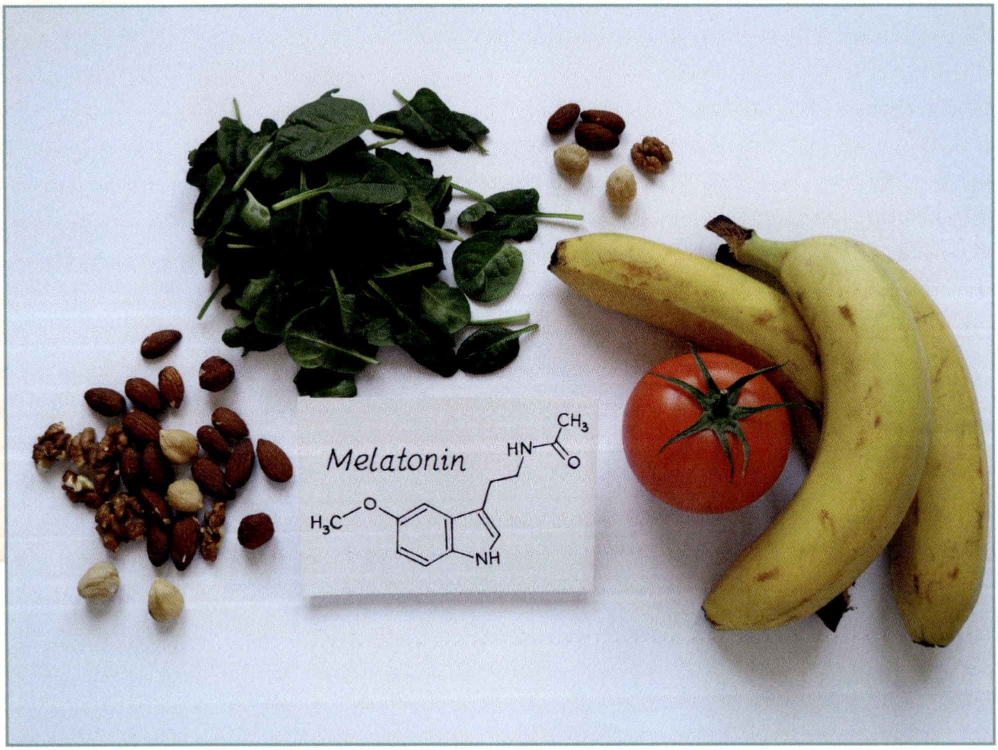

Bananen, grünes Blattgemüse und Nüsse sorgen für einen natürlichen, gesunden Schönheitsschlaf.

Weitere Lebensmittel, die einen gesunden Schlaf unterstützen, sind beispielsweise Bananen, Mandeln, Eier sowie grünes Blattgemüse. Sie enthalten zwar nicht direkt Melatonin, dafür aber einen Stoff, aus dem Melatonin gebildet wird: Tryptophan, eine Aminosäure, aus der das Glückshormon Serotonin und in weiterer Folge das Schlafhormon Melatonin entsteht. Zudem liefern die genannten Lebensmittel Vitamin B6 beziehungsweise Folsäure, die den Körper bei der Umwandlung von Tryptophan in Melatonin unterstützen. Die in der Banane enthaltenen Mineralstoffe Kalium und Magnesium entspannen zudem die Muskulatur und helfen damit zusätzlich, zur Ruhe zu kommen.

Folsäure

Gemeinhin ist Folsäure als Vitamin für Kinderwunsch und Schwangerschaft bekannt. Doch auch im Anti-Aging verdient die Folsäure, daneben bekannt als Folat oder Vitamin B9, einen prominenten Platz.

Die Folsäure spielt bei der Zellteilung und dem Zellwachstum eine wichtige Rolle und ist somit wesentlich an der Hauterneuerung und -regeneration beteiligt. Studien zeigen, dass das Vitamin auch durch freie Radikale verursachte Schäden, zum Beispiel als Folge von UV-Strahlung, an der Zelle reparieren kann. Besonders in den Sommermonaten, wenn wir vermehrt der Sonne ausgesetzt sind, können wir uns diese Superkraft des Folats zunutze machen, um unsere Haut vor Zellschäden zu schützen. Zudem ist Folsäure ähnlich wie Vitamin C an der Kollagensynthese beteiligt. Erinnere dich, je stabiler das Kollagengerüst, desto glatter und faltenfreier die Haut. Zu guter Letzt verbessert Folsäure den Feuchtigkeitsgehalt und die Elastizität in der Haut, was die Entstehung von Trockenheitsfältchen verringert.

Du siehst, Folsäure ist ein treuer Freund für gesund aussehende, pralle Haut. Wie kommst du nun an ausreichend Folat? Inzwischen gibt es schon Cremes, die Folat enthalten. Noch einfacher und schmackhafter geht es mit grünem Blattgemüse wie Spinat, Feldsalat und Kohl, mit Gurken, Tomaten, Kartoffeln, aber auch Hülsenfrüchten, Weizenkleie und Vollkornprodukten. Hefe und alkoholfreies Bier bestechen ebenso mit sehr hohem Folsäuregehalt.

Darm und Leber für schöne Haut

Was haben Darm und Leber mit schöner, strahlender Haut zu tun? Tatsächlich beide viel mehr, als bisher klar gewesen ist. Jüngste Forschungsergebnisse zeigen ganz eindrücklich immer mehr Zusammenhänge und Wechselwirkungen zwischen den Organen. Unsere Haut ist das größte Organ im Körper und deshalb spielen alle Stoffwechselveränderungen im Körper auch eine Rolle für den Stoffwechsel der Haut. Schönheit kommt also buchstäblich von innen!

Darm

Besonders eng ist dabei die Verbindung zwischen Darm und Haut. Denn der Darm ist in der Entstehung des Lebens genau genommen eine Einstülpung der Haut.

Der Darm besitzt 100 Milliarden Nervenzellen und ist von 100 Billionen Mikroorganismen besiedelt. Diese große Armee an Bakterien, man spricht auch vom Mikrobiom, ist für die Aufspaltung unserer Nahrung verantwortlich. So beeinflusst der Verdauungstrakt auch unser Immunsystem oder unser Gewicht maßgeblich. Und dann können diese Bakterien auch Substanzen produzieren, die in die Gefäße abgegeben werden

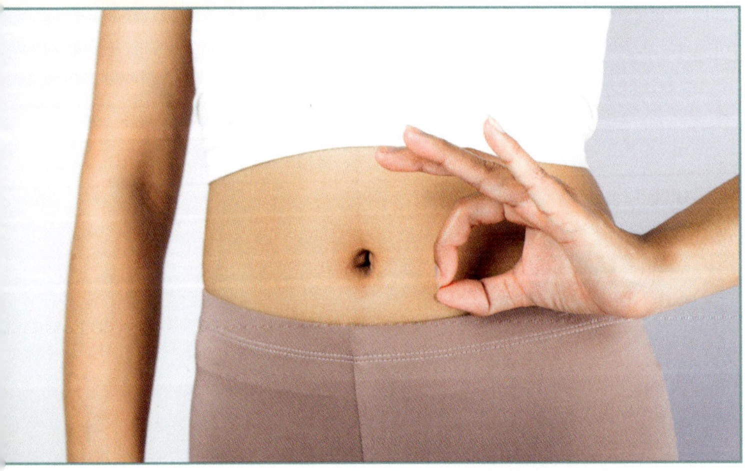

Schönheit kommt wahrhaftig von innen. Ein gesunder Darm sorgt für strahlende Haut.

und dadurch jede Zelle unseres Körpers erreichen können, auch die Haut. Zu den Stoffen, die unsere Darmflora bildet, zählen Vitamine und Antioxidantien, Hormone und Substanzen, die Entzündungen hemmen.

Studien haben gezeigt, wie wichtig die Besiedelung von möglichst vielen verschiedenen Bakterien ist, denn sie haben unterschiedliche Aufgaben. Diversität siegt! So lässt sich zum Beispiel durch die gezielte Gabe bestimmter Bakterienstämme die Feuchtigkeitsspeicherung verbessern und die Hyaluronsäurebildung anregen. Der richtige Bakterienmix im Darm kann Hauterkrankungen, Pickel und Ekzeme lindern, den UV-Schutz der Haut verbessern oder empfindliche Haut weniger sensibel machen. Selbst der Alterungsprozess verzögert sich durch eine gesunde Darmflora. Falten können beispielsweise durch den Bakterienstamm *Lactobacillus plantarum* reduziert werden.

Um Pickeln, Hauterkrankungen und Falten Einhalt zu gebieten, sind wir also gut beraten, uns um unseren Darm entsprechend zu sorgen. Was hilft unserem Darm und seinen billionenfachen Einwohnern, was schadet ihm?

Stress setzt dem Darm ganz besonders zu. Denn ist der Körper im Stressmodus, wird die Verdauung hintenangestellt, was zu einer Verlangsamung der Nahrungsverwertung, sprich der Verdauung führt. Dies begünstigt die Ausbreitung schädlicher Bakterien im Darm.

Auch der Verzehr verarbeiteter Lebensmittel schadet unserem Darm. Fast Food und Fertiggerichte, viel Zucker, wenig Ballaststoffe, Konservierungsmittel, Emulgatoren und künstliche Süßungsmittel sind besonders kritisch. Sie lassen gesunde Darmbakterien absterben und schaden der Schleimschicht des Verdauungstraktes. Dadurch wird die schützende Darmwand zunehmend durchlässiger, die Folgen werden unter dem Begriff »Leaky Gut Syndrome« zusammengefasst. Schädliche Bakterien können schneller durch die Darmwand in den Körper gelangen. Dort verursachen sie eine systemische, niedrigschwellige Entzündung, die nicht lokalisiert werden kann, jedoch unser Immunsystem schwächt und für die Entstehung zahlreicher Erkrankungen verantwortlich ist, auch solcher der Haut, und den gesamten Alterungsprozess beschleunigt.

Neben einer schlechten Ernährung können auch Antibiotika unsere Darmflora verarmen lassen beziehungsweise zu einer Verschiebung zugunsten schädlicher Darmbakterien führen und sich somit negativ auf unser Hautbild auswirken. Synbiotische

Präparate, also eine Kombination aus Pro- und Präbiotika, leisten wertvolle Dienste für die Wiederbesiedelung unseres Darmes mit den nützlichen Bakterien. Ebenso schmeichelt ihm eine abwechslungsreiche, frische und nährstoffreiche Kost.

Du ahnst es schon, über die Ernährung können wir unserem Darm und damit auch unserer Haut viel Gutes tun. Da jedes Darmbakterium andere Bedingungen und Nährstoffe braucht, ist es wichtig, möglichst abwechslungsreich zu essen. Sei kreativ, probiere neue Obst- und Gemüsesorten und vielleicht sogar Wildkräuter, die noch jede Menge natürlicher Bitterstoffe mitbringen. Je vielfältiger deine Auswahl an frischen, naturbelassenen Nahrungsmitteln, desto vielfältiger auch die Bakterienstämme in unserer Darmflora.

Die Darmflora freut sich einerseits über Probiotika, wie wir sie zum Beispiel aus fermentierten Nahrungsmitteln erhalten: Joghurt, Sauerkraut und anderem eingelegten Gemüse, Kimchi, Miso, Käse und Kombucha. Und andererseits benötigt sie präbiotische Ballaststoffe, die den nützlichen Darmbakterien als Nahrung dienen. Obst und Gemüse, wenn möglich mit Schale, Vollkornprodukte, Bohnen, Linsen, erkaltete Kartoffeln und Reis oder unreife Bananen sind hier wertvolle Quellen.

Die Haut könnte man tatsächlich als Spiegel unseres Darms beschreiben. Geht es dem Darm gut, beschert er uns eine schöne, glatte und strahlende Haut. Unsere Aufgabe ist es daher, seine Bewohner, die natürlichen Bakterien, zu pflegen und zu hegen und damit das Gleichgewicht der Darmflora in Balance zu halten.

Leber

Das zweite wichtige Organ nach dem Darm, das in enger Verbindung mit der Haut steht, ist die Leber. Sie arbeitet als Entgiftungszentrale unseres Körpers, indem sie Giftstoffe aufnimmt, in ungiftige umwandelt und dafür sorgt, dass sie ausgeschieden werden. Zudem erfüllt sie wichtige Aufgaben für den Blutkreislauf und die Verdauung. Dabei wandelt sie Nährstoffe aus der Nahrung in für den Körper brauchbare Stoffe um, speichert sie und gibt sie bei Bedarf an die Zellen ab.

Das heißt, die Leber versorgt unsere Organe und damit auch die Haut mit Nährstoffen. Wird die Leber also in ihrer Arbeit gestört oder überfordert, macht sich das ziemlich schnell auch auf der Haut bemerkbar. Akne, Rosazea, rote Blutpünktchen, rot-violette Verfärbung von Wangen und Nasen, Juckreiz, all das können Hinweise auf eine überlastete Leber sein.

Der größte Teil unserer Leber befindet sich gut geschützt unter den Rippen unseres Brustkorbes auf der rechten Seite im oberen Teil des Bauches. Ein Zipfel der Leber zieht sich hinüber bis auf die linke Bauchseite. Es ist ein sehr verzeihendes Organ mit einem unvergleichlichen Potenzial an Selbstheilung. Trotzdem braucht die Leber Zuwendung und Pflege.

Was belastet die Leber?

Am häufigsten sind es Schadstoffe, die dem Körper von außen zugeführt werden. Dazu zählen Konservierungsstoffe, künstliche Süßungsmittel, Farbstoffe und Geschmacksverstärker, wie sie in verarbeiteten Lebensmitteln zu finden sind. Ebenso problematisch sind das Verpackungsmaterial von Nahrungsmitteln und Fertigprodukten, das meist aus Plastik besteht, und Kosmetika, die Mikroplastik enthalten. Auch Medikamente stellen für die Leber eine Belastung dar. Genauso wie Bewegungsmangel, Schlafmangel und psychischer Stress. Und dann, wenig überraschend, Nikotin und das Genussgift Alkohol. All das wird in der Leber verstoffwechselt. Je mehr wir es reduzieren beziehungsweise am besten ganz vermeiden können, desto besser für die Gesundheit unserer Leber.

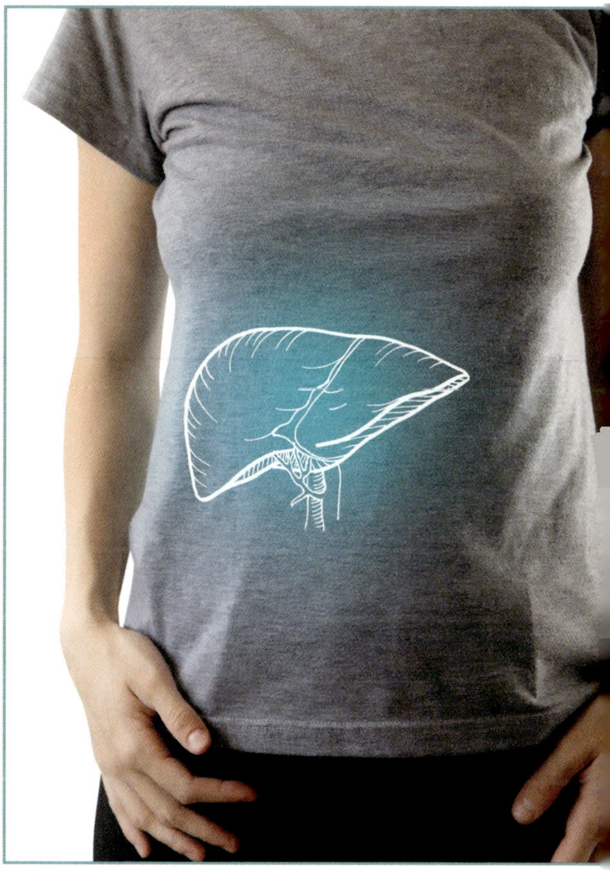

Unsere Entgiftungszentrale, die Leber, sitzt größtenteils gut geschützt unter den Rippen des Brustkorbs.

So verwöhnst du deine Leber

Neben Stressreduktion und einer naturbelassenen, vielfältigen Ernährungsweise, wie wir sie auch schon im vorhergehenden

Abschnitt für die Darmgesundheit beschrieben haben, kommt besonders den Bitterstoffen eine besondere Bedeutung zu. Chicorée, Artischocken, Radicchio und Rucola wirken anregend auf die Leber. Das im Handel erhältliche Gemüse beziehungsweise Salate sind leider dahingehend gezüchtet, dass sie weniger bitter sind. Daher ist es eine gute Idee, hin und wieder auch Wildkräuter in den Speiseplan zu mischen: Löwenzahnblätter, Rauke, Gänseblümchen, Schafgarbe, Giersch und Brennnessel, um nur einige zu nennen. Natürlich darf die Mariendistel nicht fehlen. Die Früchte der Pflanze, sie enthalten Silymarin, ein Wirkstoff, dessen leberschützende Effekte in zahlreichen Studien belegt sind, sind in Kapselform in der Apotheke erhältlich oder auch als Tonikum. Tee eignet sich nicht, da Silymarin schlecht wasserlöslich ist. Zu guter Letzt unterstützen Omega-3-Fettsäuren aus Leinöl und Zink, zum Beispiel aus Paranüssen, sehr wirksam die Regeneration der Leber.

Leberwickel - der Turbo für deine Entgiftungszentrale!

Der Leberwickel ist eine einfache, kostengünstige und gleichzeitig hocheffektive Methode, um die Leber bei ihrer Arbeit zu unterstützen, und dabei auch noch herrlich entspannend. Du brauchst dazu lediglich ein kleines und ein mittelgroßes Handtuch, eine Wärmeflasche und eine warme Decke. Die warme Feuchte stimuliert die Durchblutung der Leber und steigert damit ihre Leistung.

So geht es:

- Fülle die Wärmflasche mit heißem Wasser.
- Tauche das kleine Handtuch in warmes Wasser, alternativ in Schafgarbentee, und wringe es gut aus.
- Lege das feuchtwarme kleine Handtuch gefaltet auf deine Leber (sie sitzt rechts unter den Rippen), lege die Wärmflasche darauf und wickle das größere Handtuch möglichst luftdicht um deinen Bauch.
- Decke dich zu und bleibe circa 30 Minuten ruhig liegen. Es ist sehr entspannend und daher nicht unwahrscheinlich, dass du einschlafen wirst.

Wichtiger Hinweis: Bei Magenblutungen, Magen- oder Darmgeschwüren solltest du den Leberwickel nicht anwenden!

Wasser

Du wirst es sicher oft genug gehört haben: Wasser ist die Grundlage für glatte Haut und einen frischen, strahlenden Teint. Der menschliche Körper besteht insgesamt zu 60 Prozent aus Wasser, das Blut zu 90 Prozent und die Haut zu circa 70 Prozent. Damit speichert unser größtes Organ etwa ein Drittel der gesamten im menschlichen Körper vorhandenen Flüssigkeit. Trinken wir nicht ausreichend, wird unsere Haut fahl, weniger widerstandsfähig und es bilden sich kleine Fältchen.

Wasser sorgt von innen heraus für elastische und weiche Haut, viel mehr noch, als es eine von außen aufgetragene Creme vermag. Eine Studie der Berliner Charité besagt, dass die Haut bereits zehn Minuten nach dem Trinken von Wasser besser durchblutet und mit Sauerstoff versorgt ist. Die bessere Durchblutung kurbelt den Hautstoffwechsel an, was wiederum die Schutz- und Abwehrfunktion der Haut unterstützt. So manches kleine Fältchen im Augen- oder Mundwinkel ließe sich also schon durch regelmäßiges Trinken vermeiden.

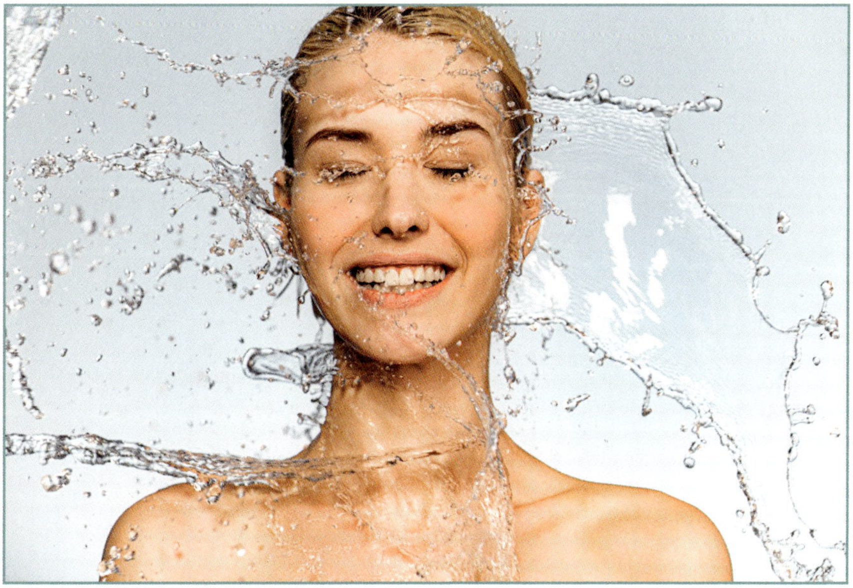

Wasser ist die Grundlage für strahlende, gesunde Haut.

Wasser ist aber für unseren Körper nicht nur ein Baumaterial, sondern auch ein Transportmittel für Vitamine, Hormone und Nährstoffe sowie ein Verdünnungsmittel für unsere Körperflüssigkeiten wie Blut, Urin und Speichel. Somit kommt Wasser eine der Hauptrollen für die Versorgung all unserer Zellen inklusive der Hautzellen als auch für die Ausscheidung von Giftstoffen und Stoffwechselendprodukten zu. Vor diesem Hintergrund wird klar, dass eine ausreichende Wasserversorgung unter anderem entscheidend für eine gute Verdauung ist und somit für den Darm mitsamt dessen Flora. Wie wichtig ein glücklicher Darm für unsere Haut ist, wurde schon ausgeführt.

Vergisst du auch oft in der Hektik des Alltags, ausreichend zu trinken?

Die Lösung ist denkbar einfach: Je nach Körpergröße, Gewicht, Aktivität und Außentemperatur trinkst du am besten zwei bis drei Liter stilles Wasser am Tag. Wenn die Wasserqualität stimmt, am besten Leitungswasser, ansonsten bevorzugt aus Glasflaschen. Einen Teil dieser Flüssigkeitsmenge kannst du auch durch ungesüßte Tees ersetzen. Oder du peppst das Wasser mit Obststücken, Scheiben von Zitrusfrüchten und Ingwer, Rosmarin oder Zimtstangen auf. »Infused Water« ist ein toller Trick, um die Motivation beim Wassertrinken hoch zu halten. Auch die Vielfalt der Kräutertees kann helfen, Langeweile beim Trinken zu vermeiden. Wichtig ist es, dem klaren Wasser so oft wie möglich den Vorzug zu geben. Gerade der regelmäßige Griff zum Wasserglas ist Gewohnheit und lässt sich üben. Denn klares Wasser erfüllt die Funktion des Lösungs- und Transportmittels am direktesten und somit am effektivsten, wenn der Körper nicht erst andere Stoffe (»Informationen«) verstoffwechseln muss.

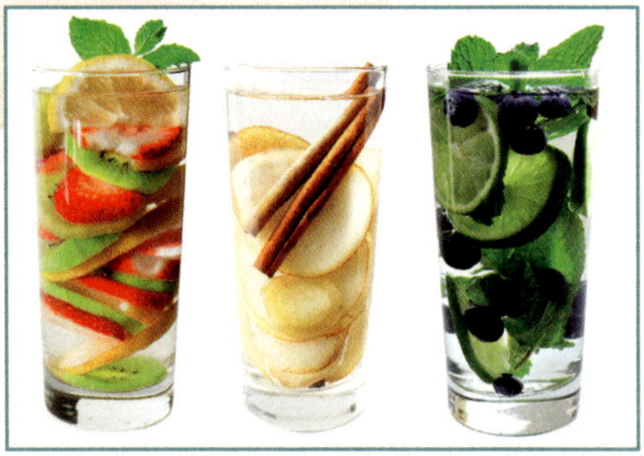

Infused Water bringt Abwechslung und motiviert, ausreichend zu trinken.

Gesunder Schlaf

Vorweg: Den berühmten Schönheitsschlaf gibt es wirklich. Wenn wir mal auf ihn verzichten, quittiert es uns unser Spiegelbild am nächsten Morgen ohne Umschweife, sei es nach einer kurzen Nacht oder wenn über längere Zeit regelmäßig zu wenig geschlafen wird. Zu wenig Schlaf hinterlässt direkt am nächsten Tag bereits deutliche Spuren, vor allem im Gesicht. Die Augenlider und Mundwinkel hängen etwas, die Augen werden rot und schwellen an, dunkle Augenringe machen sich bemerkbar, die Haut wirkt blass und fahl, entzündete Stellen und feine Linien bis hin zu Falten werden sichtbar. Solange sich die kurzen Nächte nicht häufen, kommt unsere Haut noch halbwegs zurecht. Langfristig ist es aber auf jeden Fall so, dass ein Schlafmangel den Alterungsprozess der Haut beschleunigt.

> Der Schlaf ist für den ganzen Menschen, was das Aufziehen für die Uhr.
>
> Arthur Schopenhauer

Wieso ist das so? Welchen Einfluss hat eine gute Schlafdauer und -qualität auf unsere Gesichtshaut? Schlaf gibt unserem Körper die Möglichkeit zu regenerieren. Reparaturmechanismen werden in Gang gesetzt. Einerseits wird das hautschädigende Stresshormon Cortisol abgebaut. Und andererseits wird im Schlaf das Wachstumshormon (HGH, Human Growth Hormone) ausgeschüttet. Dieses Hormon fördert die Zellregeneration, im Tiefschlaf ist die Abgabe von HGH am höchsten. Daher ist eine angemessene Schlafdauer wichtig, bei den meisten Menschen liegt sie zwischen acht und neun Stunden pro Nacht, aber auch die Schlafqualität ist entscheidend. Denn je besser die Schlafqualität, desto mehr Wachstumshormon wird abgegeben. Nebst der Schlafdauer und -qualität spielt die Ernährung eine Rolle. Besonders auf Alkohol und Kohlenhydrate sollte in den Abendstunden verzichtet werden, denn diese führen zu einer vermehrten Ausschüttung von Insulin, welches wiederum die Abgabe des Wachstumshormons hemmt beziehungsweise verzögert. Proteine hingegen leisten an dieser Stelle sehr gute Dienste.

Genauso wichtig für die Zellreparatur ist das Hormon Melatonin. Wir haben es im Abschnitt »Natursubstanzen« schon etwas beschrieben. Melatonin ist das Hormon, das uns am Abend bei eintretender Dunkelheit müde macht und uns den Schlaf

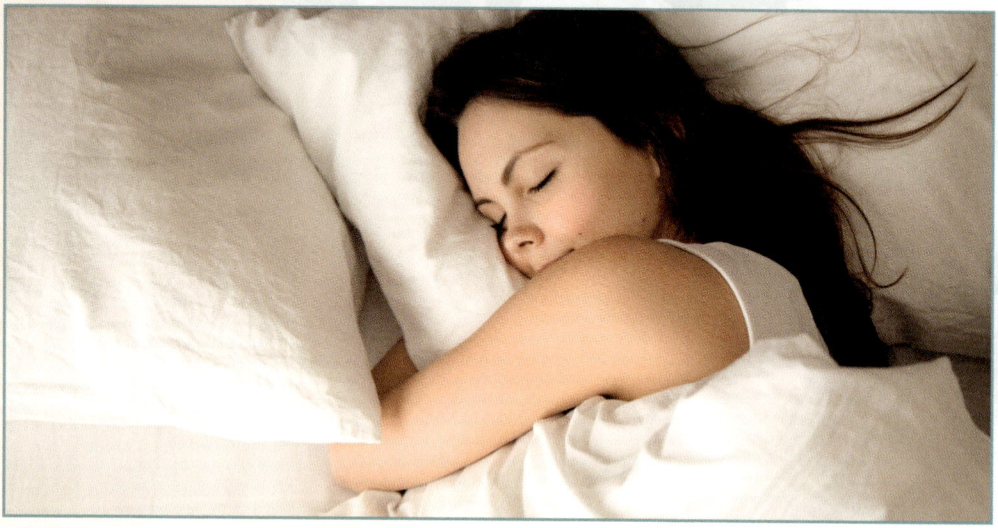

Im Schlaf regenerieren unsere Zellen, die Haut erneuert sich.

überhaupt ermöglicht. Melatonin ist ein wirkungsvolles Antioxidans, es neutralisiert freie Radikale und wirkt somit entzündungshemmend. Das natürliche Schlafhormon schützt zudem vor einem frühzeitigen Kollagenabbau und wirkt somit gemeinsam mit dem Wachstumshormon verjüngend. Du kannst die Ausschüttung von Melatonin fördern, indem du abends auf Alkohol, Nikotin, extreme Anstrengung und Stress sowie Blaulicht (PC, Tablet, Handy oder Fernsehen) verzichtest. Möchtest du ohne Kapseln oder Sprays deinen natürlichen Melatoninhaushalt unterstützen, kannst du es mal mit Pistazien, Cashews, Cranberrys und Kirschen probieren. Diese Lebensmittel fördern die Ausschüttung von Melatonin auf ganz natürliche Weise. Auch solltest du auf ein komplett abgedunkeltes Schlafzimmer Wert legen.

In puncto glatter Gesichtshaut sind auch all jene im Vorteil, die bevorzugt auf dem Rücken schlafen. Bei Bauch- und Seitenschläfern sorgt die Schlafposition für eine höhere Spannung und Kompression der Gesichtshaut, wodurch sich auf Dauer vermehrt Falten bilden. Diese Falten entstehen wie Mimikfalten erst im Laufe der Zeit. In der »richtigen« Schlafposition einzuschlafen soll dich aber bitte nun nicht in Stress versetzen. Das wäre kontraproduktiv. Viel wichtiger finden wir es, regelmäßig und entspannt zur gleichen Zeit schlafen zu gehen sowie auf ausreichende Schlafdauer und -qualität zu achten. Dann wirst du mit größter Wahrscheinlichkeit mit frischer, jünger aussehender und strahlender Haut belohnt.

Was die Haut in Stress versetzt

Stress ist der direkte Weg zu Pickeln, Feuchtigkeitsverlust und Falten und führt damit ohne Umwege zu schneller alternder Haut. Der Übeltäter ist in großem Maße das Cortisol, ein Hormon, das in der Nebennierenrinde produziert und bei Stress freigesetzt wird. Besonders chronischer Stress und damit einhergehende lang anhaltend erhöhte Cortisolwerte bringen zahlreiche Prozesse des Körpers – also auch die der Haut – aus dem Lot. Auf einige dieser Prozesse gehen wir im Folgenden ein.

Zunächst führt ein erhöhter Cortisolspiegel zu Mikroentzündungen im Körper. Das sind systemische Entzündungen, die nicht lokalisiert werden können, aber langfristig zu Erkrankungen bis hin zum Krebs führen können. Zeitgleich stimuliert das Stresshormon die Talgproduktion. Beides in Kombination führt zu unreiner Haut, verstopften Poren und Pickeln.

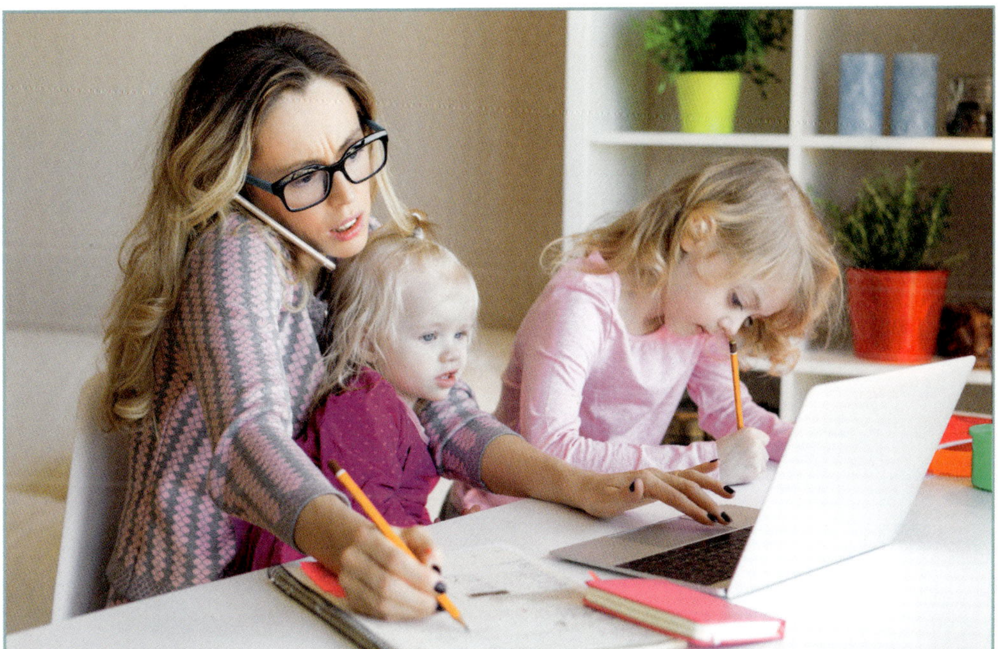

Konstant hoher Stress lässt uns schneller altern.

Zudem beeinflusst Cortisol die Bildung von Hyaluronsäure, die für den Feuchtigkeitsgehalt und damit die Elastizität der Haut benötigt wird. Die Haut wird trocken, es können Reizungen und Rötungen entstehen – also Hinweise auf eine geschädigte Barrierefunktion der Haut, welche sie in weiterer Folge noch anfälliger macht.

Weiter erhöht der Cortisolspiegel auch noch die Blutzuckerwerte, was zu einer »Verzuckerung« der Hautzellen führt. Wenn sich oft zu viel Zucker im Blutkreis befindet, kann es zu einer biochemischen Reaktion zwischen den Zuckermolekülen und unseren körpereigenen Eiweißen und Fetten kommen. Die Folge ist eine Schädigung unter anderem von Kollagen und Elastin. Das sind – wie wir im ersten Kapitel erfahren haben – die Proteine, die unserer Haut Festigkeit und Elastizität verleihen. Die Gewebefasern der Haut »verkleben« und werden steif, das Ergebnis ist eine schlaffe Haut ohne Spannkraft und Strahlkraft. Dieser Prozess, auch »Glykation« genannt, findet im Körper ohnehin statt, wird jedoch durch erhöhte Cortisolspiegel und Nahrungsaufnahme von einfachen Kohlenhydraten, allen voran Zucker, beschleunigt. Glykation ist einer der häufigsten Ursachen für Falten und vorzeitige Hautalterung.

Matte, trockene und sensible Haut, Falten, Augenringe, Entzündungen: Die Liste der ungesunden Auswirkungen von Dauerstress ist lang. In extremen Situationen kann er sogar auf unser Hormonsystem einwirken, wodurch ein regelrechter Teufelskreis entsteht. Daraus wird klar, Entspannung, kleine Auszeiten zur Regenerierung, ausreichend Schlaf, Bewegung und gesunde Ernährung sind kein Luxus, sondern besonders in stressigen Zeiten umso wichtiger. Die Methoden zum Stressabbau sind so vielfältig wie zahlreich. Für jede und jeden funktioniert etwas anderes gut. Manche schwören auf Yoga und Meditation, andere auf Spaziergänge oder Joggen, die nächsten setzen auf Achtsamkeitsübungen, und du liebst es vielleicht, in der Badewanne Musik zu hören oder auf dem Sofa ein Buch zu lesen. Finde heraus, was für dich am besten funktioniert und schaffe dir deine kleine Auszeiten. Deine Gesundheit profitiert davon und dein Gesicht wird es dir mit einem Strahlen und schöner Haut danken.

Mit Adaptogenen gegen den Stress

Adaptogene sind natürliche Stoffe, die den Körper dabei unterstützen können, mit Stress umzugehen. Die Pflanzen Maca und Ashwaganda zum Beispiel wirken kräftigend beziehungsweise ausgleichend auf stressbedingte hormonelle Dysbalancen. Maca wird nachgesagt, dass es mehr Energie bringt. Ashwaganda wirkt beruhigend und sorgt für besseren Schlaf. Im Ayurveda gehört es zur Klasse der Verjüngungsmittel. Du kannst Macapulver zum Beispiel in den Joghurt rühren. Und wie wäre es abends mit einem entspannenden Ashwaganda-Latte?

Zutaten für eine Portion:

- 250 ml Pflanzenmilch
- 1 TL Ashwaganda-Pulver
- ½ TL Zimt
- 1 Prise Kardamom
- Honig oder Ahornsirup nach Belieben

Die Pflanzenmilch auf mittlerer Stufe erhitzen. Die Gewürze einrühren und mit Honig oder Ahornsirup abschmecken.

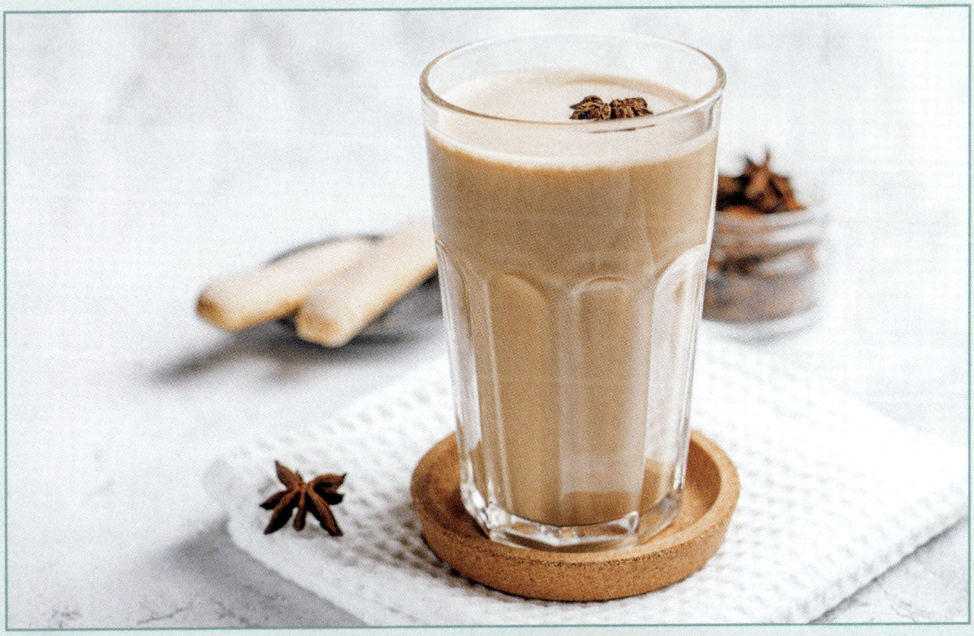

Pflegegeheimnisse

Dass Schönheit zum großen Teil buchstäblich von innen kommt, dürfte nach den letzten Kapiteln noch mal klarer geworden sein. Eine ausgewogene Ernährung mit einer großen Vielfalt und bunten Mischung an Obst und Gemüse, möglichst wenig Genussgiften wie Alkohol, Nikotin und Zucker, ausreichender Wasserzufuhr, einem zufriedenen Darm und einer gut funktionierenden Leber, gutem Stressmanagement sowie gesundem Schlaf – all das bildet ein solides Fundament für glatte, strahlende Haut. Aber natürlich können wir unserer Haut auch von außen helfen.

Setze auf Naturkosmetik!

Bei der Flut an Kosmetikprodukten in Drogerien, Parfümerien, Apotheken und Internet kann man schnell mal den Überblick verlieren. Verheißungsvolle Werbeversprechen führen schnell mal dazu, dass das eine oder andere Tiegelchen mit zu uns nach Hause wandert, obwohl wir fünf andere noch gar nicht aufgebraucht haben. Dabei mag es

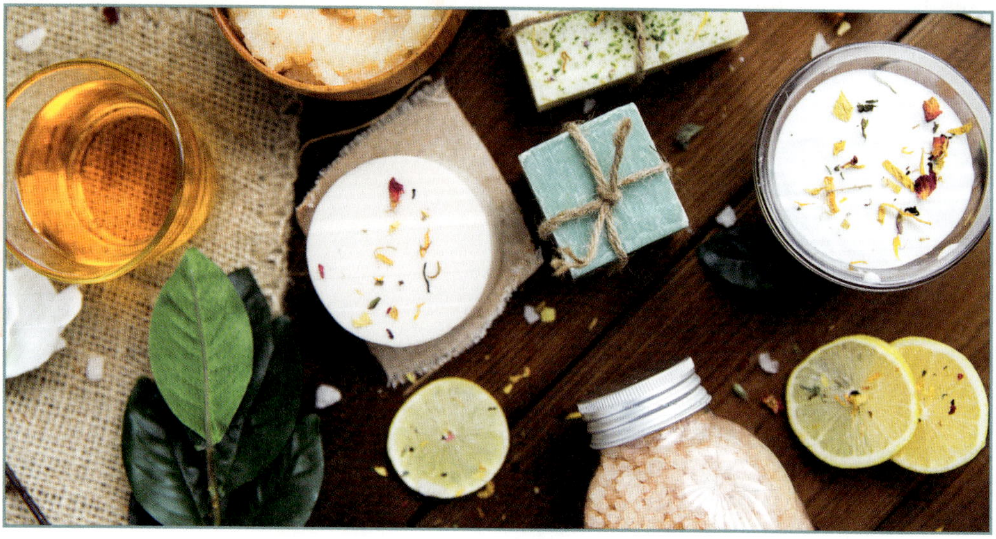

Deine Haut profitiert von Naturkosmetik.

unsere Haut eigentlich ganz einfach, mehr noch, sie kann mit einem Zuviel an Pflege auch überfordert sein und beleidigt reagieren. Besonders die Inhaltsstoffe in konventioneller Kosmetik – Weichmacher, künstliche Duftstoffe, Mikroplastik, hormonaktive Substanzen und vieles andere mehr – belasten nicht nur deine Haut, sondern stellen eine Gefahr für deinen gesamten Organismus dar.

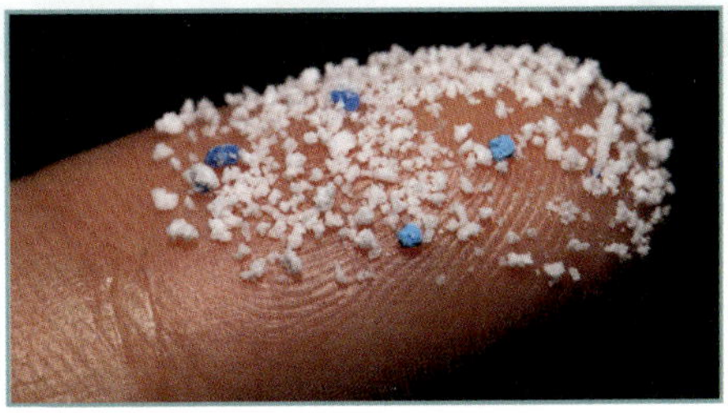

Mikroplastik aus Kosmetika belastet unseren Organismus und die Natur.

Die Zutatenlisten konventioneller Kosmetik sind lang, meist wissen wir gar nicht, was sich hinter den komplizierten Bezeichnungen verbirgt. Viele davon lassen sich in die Gruppe der Parabene, Paraffine, Silikone oder von Mikroplastik einordnen.

Bei den Parabenen handelt es sich um hormonell wirksame Chemikalien, die in Lippenstiften und Cremes häufig als Konservierungsmittel verwendet werden. Es ist bekannt, dass dieser Inhaltsstoff Brustkrebs und Unfruchtbarkeit begünstigen kann. Ganz generell stellen künstliche Konservierungsstoffe, so wie im Übrigen auch künstliche Duftstoffe, eine hohes Allergierisiko dar.

Paraffine und Silikone sorgen dafür, dass Haut – und auch Haare – auf den ersten Blick voller und seidiger wirken. Tatsächlich aber stauen sie Feuchtigkeit in unseren Zellen. Auf Dauer bewirken sie damit das Gegenteil, die Haut wird trocken und matt. Zusätzlich verstopfen Paraffine die Poren und stören damit die natürliche Hautregeneration.

Mikroplastik kommt beispielsweise in Reinigungs- und Peeling-Produkten, in Cremes und Sonnencremes zum Einsatz. Mikroplastik besteht aus kleinen Plastikteilchen, die als Schleifmittel, Filmbildner oder schlicht als billiger Füllstoff verwendet werden. Über die Haut gelangt das Mikroplastik in unseren Körper, wo es die Organe belastet. Und dann landet es im Abwasser und in weiterer Folge in der Umwelt sowie in der Nahrungskette. Denn die Kläranlagen können die Kleinstpartikel leider nicht vollständig filtern.

Die synthetischen Inhaltsstoffe sind Abfallprodukte der Mineralölindustrie, die in konventioneller Kosmetik weiterverarbeitet werden und über die Haut unserem ganzen Körper schaden.

Eine wertvolle Alternative stellt die Naturkosmetik dar. Deine Haut, deine gesamte Gesundheit und auch die Natur profitieren von Naturkosmetik, denn der Einsatz von synthetischen Inhaltsstoffen ist hier tabu. Achte auf Qualitätssiegel wie NATRUE und Ecocert, die dir auch wertvolle Hinweise auf den Bioanteil liefern.

Solltest du jahrelang konventionelle Pflegeprodukte verwendet haben und dich nun für einen Umstieg auf Naturkosmetik entschieden haben, solltest du dir und deiner Haut etwas Zeit geben. Natürliche Kosmetik fühlt sich anders an als konventionelle Produkte. Die Inhaltsstoffe riechen, wirken, schäumen und sehen anders aus. Und auch die Haut reagiert anders. Sie könnte sich anfänglich etwas trocken anfühlen. Das liegt daran, dass natürliche Kosmetik in der Regel vollständig in die Haut einzieht und nicht ein Teil der Creme wie ein öliger Film auf der Haut liegen bleibt. Zudem können sich besonders in den ersten zwei, drei Wochen Pickel und Unreinheiten bemerkbar machen. Deiner Haut bleiben dank des Umstiegs auf Naturkosmetik zwar Schadstoffe erspart. Aber es dauert eben seine Zeit, bis sie in ihr natürliches Gleichgewicht zurückgefunden und der Körper die Schadstoffe aus konventioneller Kosmetik ausgeschieden hat. Dies passiert unter anderem eben auch über die Haut. Deine Haut braucht im Schnitt 28 Tage, um sich zu erneuern, bei reiferer Haut mitunter auch etwas länger. Und natürlich ist es auch ein Prozess, bis du die für deinen Hauttyp geeigneten Produkte gefunden hast. Hab Geduld! Langfristig lohnt sich natürliche, hochwertige und hautgesunde Kosmetik allemal.

Tipps für die Hautpflege

Gesichtshaut ist empfindlicher als am restlichen Körper und sie ist der Außenwelt mit Staub, UV-Strahlung, Kälte und Trockenheit mehr ausgesetzt.

Für die Gesichtsreinigung genügt bereits ein Waschstück mit milden oder sogar hautneutralen Tensiden (waschaktive Substanzen). Herkömmliche Seife ist aufgrund ihres alkalischen pH-Werts für die zarte Gesichtshaut nicht geeignet. Rein optisch ist zwischen einer Seife und einem Waschstück kein Unterschied zu erkennen und auch in der Anwendung unterscheiden sie sich nicht. Daher achte beim Kauf auf den pH-Wert des Waschstückes. Unsere Haut mag Produkte, deren pH-Wert jenem ihres Säureschutzmantels entspricht. Dieser liegt bei 5.5, also leicht sauer. Zum Schutz der Haut und aus Gründen der Nachhaltigkeit plädieren wir für Waschstücke mit milden

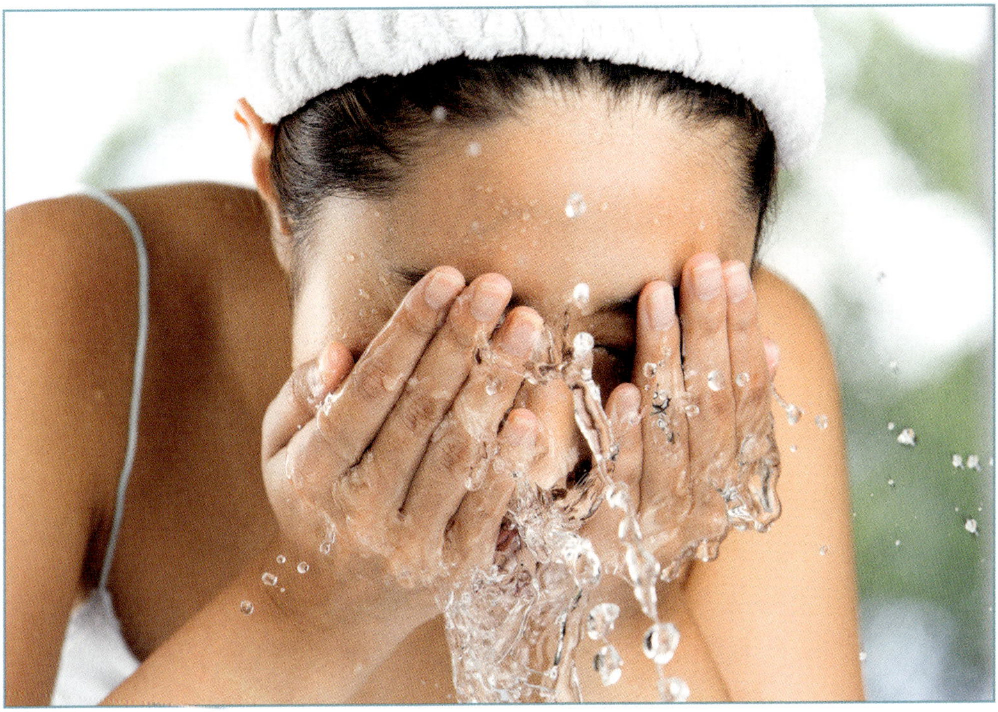

Die richtige Gesichtsreinigung sorgt für eine strahlende, gesunde Haut

pflanzlichen Tensiden, die aus nachwachsenden Rohstoffen wie Zucker hergestellt werden. Netter Nebeneffekt von festen Kosmetikprodukten: Du sparst Plastikmüll bei der Verpackung.

Eine fantastische Reinigung und ein unvergleichliches Hautgefühl lassen sich mit der Oil-Cleansing-Methode erzielen. Bei dieser Methode wird dein Gesicht mit Öl »gewaschen«. Die Reinigung ist sehr gründlich, du benötigst keine extra Make-up-Entferner. Das Öl, das sich gut für die Oil-Cleansing-Methode eignet, ist zum Beispiel eine Mischung aus Mandel- und Rizinusöl. Bei normaler Haut liegt das Mischungsverhältnis bei 75 Prozent Mandel- und 25 Prozent Rizinusöl. Bei trockener Haut sollte der Anteil an Rizinusöl deutlich geringer ausfallen, 10 bis maximal 15 Prozent sind optimal. Bei Mischhaut kann der Rizinusanteil auf 40 Prozent erhöht werden. Diese Mischung hält sich am besten in einer Braunglasflasche bis zu sechs Monaten. Achte darauf, hochwertige, sprich kaltgepresste und naturbelassene Öle zu verwenden, idealerweise aus kontrolliert biologischem Anbau.

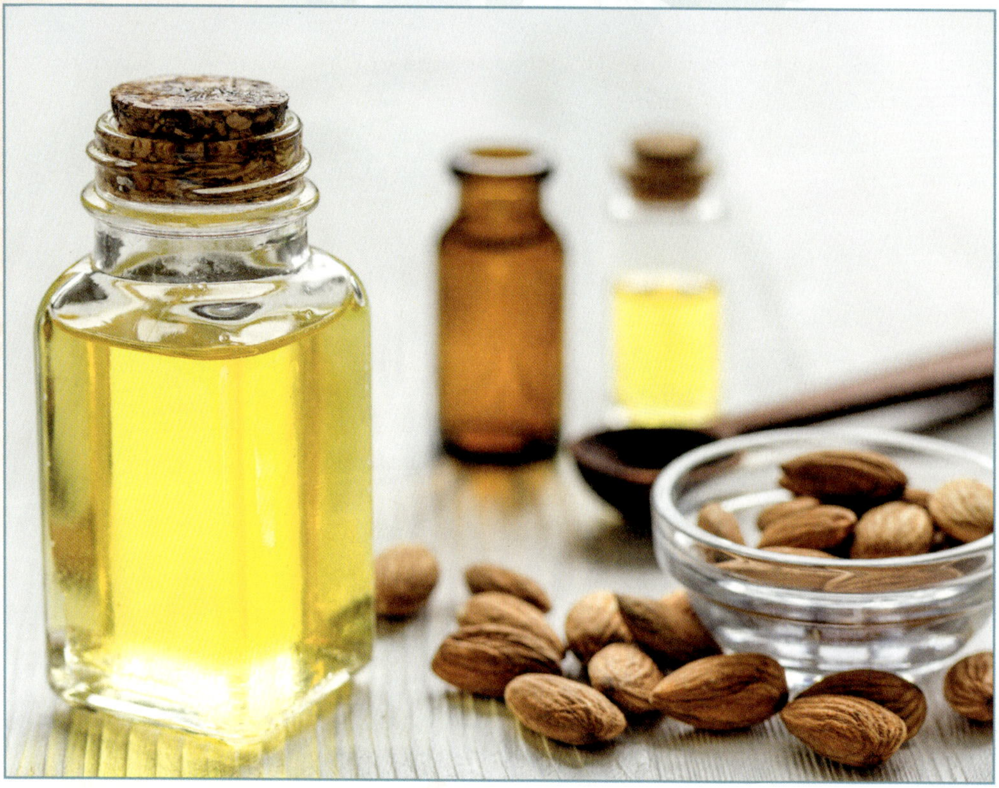

Mandelöl ist ein Allrounder bei der Gesichtspflege, der auch bei der Reinigung zum Einsatz kommen kann.

Gesichtsreinigung mit Öl

1. Im ersten Schritt verteilst du das Öl in der Hand und wärmst es so an.
2. Massiere dein Gesicht gründlich damit ein. Wichtig ist, dass du die Ölmischung auf die trockene Haut aufträgst. Das heißt, du solltest das Gesicht vorher nicht abwaschen oder bedampfen. Auch ein Abschminken von Make-up, Wimperntusche oder anderem ist natürlich nicht notwendig. Wir sagen es extra dazu, weil es dir das erste Mal seltsam vorkommen könnte, Öl auf das geschminkte Gesicht aufzutragen.
3. Lasse die Ölmischung ein paar Minuten einwirken.
4. Befeuchte einen Waschlappen oder ein kleines Handtuch mit möglichst warmem Wasser und lege es dir auf dein Gesicht.
5. Wische überschüssiges Öl ab, wasche den Waschlappen mit warmem Wasser aus und wiederhole den Vorgang so oft, bis deine Gesichtshaut sauber ist.
6. Wische dein Gesicht mit einem kühlen Tuch ab.

Wenn du dein Gesicht jahrelang mit konventionellem, alkoholbasiertem Gesichtswasser gereinigt hast, kann es sein, dass die Haut zunächst irritiert reagiert und sich fettig anfühlt. Hier ist dann Geduld angesagt – nach circa zehn bis vierzehn Tagen hat sie sich an den natürlichen Weg der Gesichtsreinigung gewöhnt. Das Gefühl für eine »normale« Haut muss sich erst wieder einstellen. Bei regelmäßiger Anwendung wird die Haut weicher und das Hautbild verbessert sich.

Eine weitere Alternative zur natürlichen und sanften Reinigung bietet sich mit Natron an, genauer gesagt mit Natron-Gesichtswasser, das du dir ganz einfach selbst mischen kannst. Natron lässt sich in der Körperpflege ganz vielfältig einsetzen, denn es neutralisiert Säuren, aktiviert den natürlichen Rückfettungsmechanismus und besitzt eine sanfte Reinigungswirkung. Es lässt sich denkbar unkompliziert herstellen: Mische drei Esslöffel Natron mit einem Liter Wasser. Schütteln – und fertig ist dein Gesichtswasser. Zur Reinigung gibst du etwas Natronwasser auf ein kleines, feuchtes Handtuch und wäschst damit dein Gesicht.

Als hautklärendes Tonikum bieten sich Hydrolate an. Ein Hydrolat entsteht bei der Gewinnung von ätherischen Ölen durch Wasserdampfdestillation. Das gewonnene ätherische Öl enthält die fettlöslichen Bestandteile der Pflanze, das Hydrolat – also das destillierte Wasser – die wasserlöslichen. Sehr sanft und hautberuhigend ist das Hamamelishydrolat, das aus den Blättern des Zaubernussstrauchs destilliert wird.

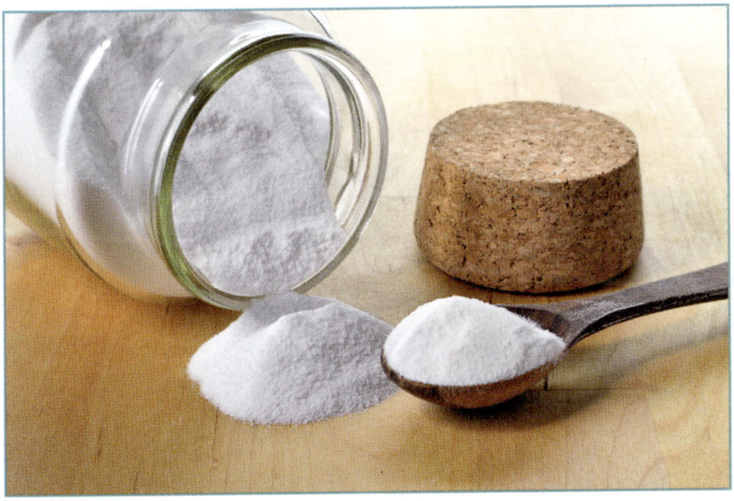

Mische dein eigenes Gesichtswasser – mit Natron.

Hydrolate aus der Rose bieten sich für trockene, anspruchsvolle Haut an. Müde, unreine Haut freut sich über Rosmarin-, Salbei- oder Lorbeerhydrolat. Sehr regenerierend und hautverjüngend wirkt das Hydrolat der Immortelle. In der Naturkosmetik gilt es als Kollagen-Booster. Am besten, du probierst verschiedene Produkte einfach einmal aus. Wichtig ist, dass du Hydrolate in Bioqualität und aus dunklen Glasflaschen verwendest.

Um deine Haut nach der Reinigung zu pflegen und mit wichtigen Nährstoffen zu versorgen, kannst du anstelle von Cremes gehaltvolle, pflanzliche Öle verwenden. Diese sollen natürlich immer bester Bioqualität, naturrein und kalt gepresst sein. Für empfindliche Haut eignet sich Mandelöl. Trockene Haut ist mit Arganöl, Sheabutter und Kokosöl gut beraten. Hagebuttenkern-, Granatapfel- und Marulaöl enthalten besonders viele Antioxidantien und schützen die Haut vor vorzeitiger Hautalterung. Es gibt natürlich noch weitaus mehr Öle, die deine Gesichtshaut mit Feuchtigkeit, Vitamin E und Antioxidantien verwöhnen. Ein Kriterium ist mitunter auch die Komedogenität der unterschiedlichen Öle, das heißt die Neigung des Öls, Poren zu verstopfen. Dabei lösen komedogene Wirkstoffe aber nicht bei jedem Anwender automatisch Unreinheiten und Pickel aus. Am besten du recherchierst und probierst aus, welches Öl zu deinem Hauttyp passt. Du kannst selbstverständlich auch Öle je nach Bedarf und Anspruch mischen.

Ganz wichtig: Das Öl bitte immer auf die feuchte Haut auftragen. Am besten klärst du deine Haut mit einem Hydrolat, das du mit einem Wattepad auf deiner Haut aufträgst, oder du sprühst dir das Hydrolat einfach aufs Gesicht. Die Feuchtigkeit des Hydrolats bildet mit dem Öl eine Emulsion. So kann das Öl optimal in die Haut eindringen und du vermeidest, dass ein öliger Film auf der Haut zurückbleibt.

Du siehst, für die Pflege der Haut bedarf es nicht viel mehr als eines hochwertigen Hydrolates und nährender, natürlicher Öle. Selbstverständlich spricht auch nichts gegen Seren, die zum Beispiel Retinol, Coenzym Q10 oder Hyaluronsäure enthalten. Du verwendest sie am besten nach dem Hydrolat auf dem noch feuchten Gesicht, lässt sie aber nicht einziehen, sondern massierst gleich ein bis zwei Tropfen des Öls ein. Deine Haut freut sich nebst der hochwertigen Inhaltsstoffe auch gleich über eine wohltuende, durchblutungsfördernde Massage.

Im Sommer oder auch im Winter in höheren Lagen ist unsere Gesichtshaut einer höheren UV-Last ausgesetzt. Da empfiehlt sich zusätzlich zur üblichen Pflege eine Sonnenschutzcreme. Setze auch hier auf Naturkosmetik mit mineralischen anstatt chemischen Filtern.

Vorsicht – Alltagsfalten bei der Gesichtspflege vermeiden!

Fast jeden Morgen machen wir es, aber achten wir da auch auf unsere Gesichtshaut? Die Rede ist vom Schminken. Achte beim Tuschen deiner Wimpern auf eine glatte Stirn. Sei vorsichtig beim Halten deiner Haut rund um die Augen und beim Auftragen des Kajalstrichs. Auch beim Föhnen sollte deine Stirn glatt bleiben. Je bewusster du dir deiner Muskeln im Gesicht wirst, desto eher wirst du Alltagsfalten vermeiden.

Beobachte auch einmal, wie du täglich dein Gesicht abtrocknest. Führst du das Handtuch von oben nach unten und unterstützt so die Schwerkraft? Oder arbeitest du gegen die Schwerkraft, also von unten nach oben? Arbeite mit deinen Streichbewegungen immer nach oben.

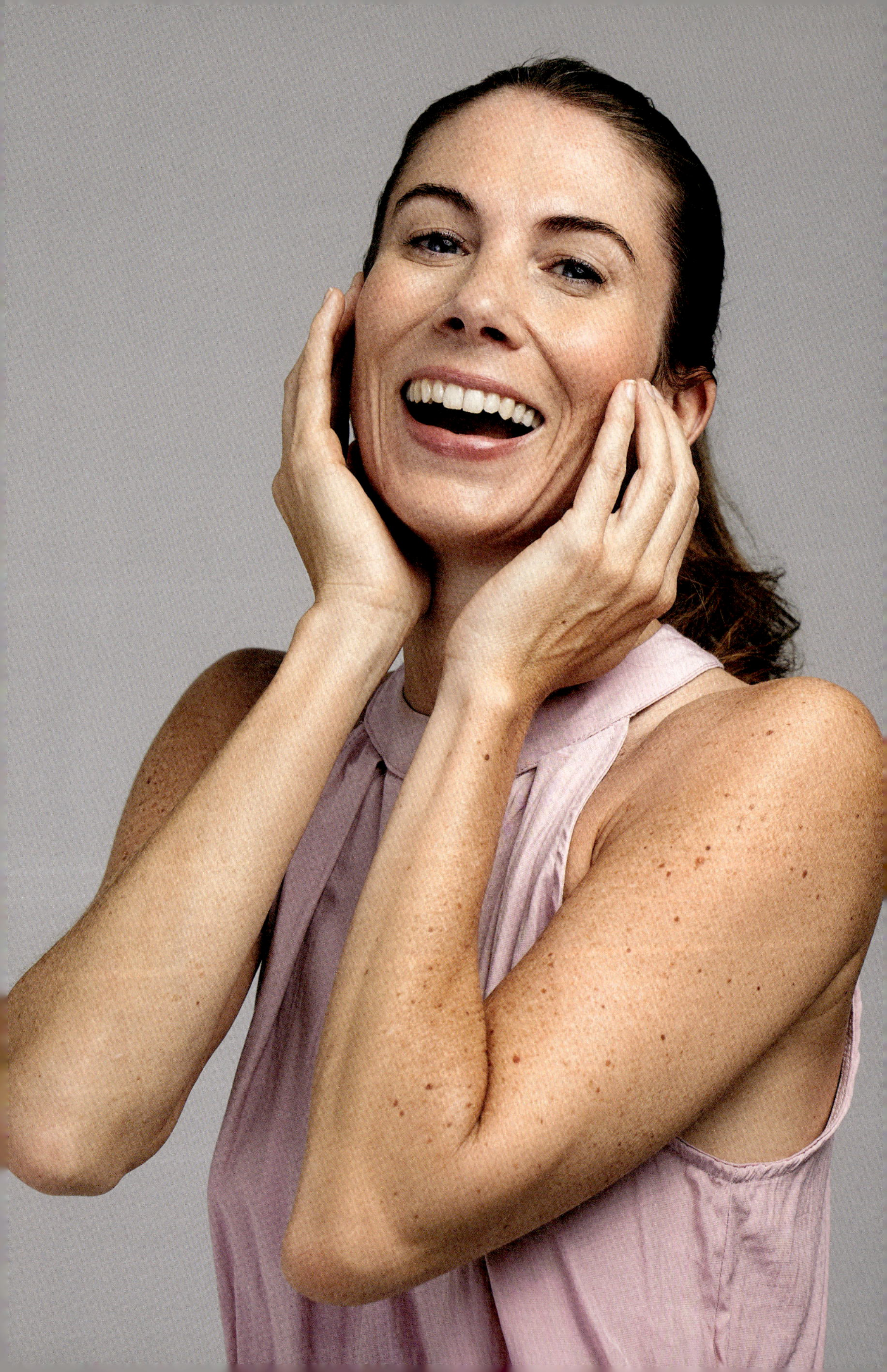

Kapitel 3

Gesichtstraining – Theorie und Vorbereitung

Trainierte Gesichtsmuskeln sorgen für natürliche Spannkraft und eine gelöste Ausstrahlung. Das ist nicht nur für ein attraktives Aussehen wichtig, sondern auch für die Psyche: Denn durch ein entspanntes Gesicht und ein bewusstes Lächeln können wir dem Gehirn signalisieren, dass es uns gut geht. Auch die Berührung des Gesichts stabilisiert das seelische Wohlbefinden.

So wirkt Gesichtsmuskeltraining auf körperlicher Ebene

Selbstverständlich kennen wir die effektivsten Übungen für einen definierten, schlanken Körper. Wenn es in Richtung Bikinisaison geht, darf es sogar ein bisschen mehr der Körperübung sein. Unsere Gesichtsmuskeln sind genauso der Schwerkraft ausgeliefert wie alle anderen Muskeln in unserem Körper. Wenn wir nicht aktiv werden, nimmt die Muskelmasse ab und die darüberliegende Haut erschlafft. Falten sind die logische Konsequenz. Trainierte Muskeln hingegen sorgen für straffe Gesichtszüge. Sie verleihen dem Gesicht seine natürliche Spannkraft. Darüber hinaus erzielst du mit Gesichtsmuskeltraining eine verbesserte Durchblutung. Du versorgst deine Haut mit ausreichend Nährstoffen und frischem Sauerstoff. So wird deine Gesichtshaut auf natürliche Weise aufgepolstert und du erhältst deine persönliche Mimik.

Amerikanische Forscher belegten in einer 2018 veröffentlichten Studie einen Anti-Aging-Effekt durch Gesichtsmuskeltraining bei Frauen mittleren Alters. Regelmäßiges Training – am besten täglich – vergrößert die Muskelmasse und lässt nach 20 Wochen

Kann das Training Falten verschlimmern oder sogar neue schaffen?

Oft wird befürchtet, dass durch Gesichtsmuskeltraining Falten produziert werden können. Aber das stimmt nicht. Wiederholte falsche Bewegungen, sei es beim Training oder auch durch Gewohnheiten (wie zum Beispiel Stirnrunzeln), können zu unerwünschten Falten führen. Ein kontrolliertes Training hingegen glättet Falten. Da jede Übung nicht länger als eine Minute gehalten wird und jede Bewegung sehr spezifisch ist, wäre es ziemlich schwierig, mehr Falten durch das Training zu bekommen. Um sicherzustellen, dass du die richtigen Muskeln bewegst, empfehlen wir dir vor dem Spiegel zu trainieren. Sicher ist: Die natürliche Mimik des Gesichts bleibt – im Gegensatz zur Verwendung von Nervengift – immer erhalten.

das Gesicht etwa drei Jahre jünger aussehen. Das Training wirke altersbedingten Veränderungen wie Fettverlust und schlaffer Haut entgegen, so Emily Poon von der Northwestern University in Chicago, die Leiterin der Forschergruppe.

Durch diese und andere Studien ist bewiesen, wie wirkungsvoll Muskeltraining auch für unsere Gesichtsmuskulatur ist. Welche Auswirkungen Gesichtsmuskeltraining auf deine mentale Stärke hat, erfährst du im Folgenden.

So wirkt Gesichtsmuskeltraining auf psychischer Ebene

Gesichtsmuskeltraining bringt dir nicht nur stärkere Muskeln, sondern ist auch ein wirkungsvolles Werkzeug für deine mentale Stärke. Eine australische Studie zeigt, dass bereits das Hochziehen der Mundwinkel positive Gefühle bewirkt. Dein Gehirn »glaubt«, dass du zufriedener bist.

In der Studie wurde festgestellt, dass ein gesteuertes Lächeln das emotionale Zentrum des Gehirns stimuliert. Dadurch werden Neurotransmitter frei, die einen positiven Geisteszustand hervorrufen. Der leitende Forscher der Studien Dr. Fernando Marmolejo-Ramos, erklärt: »Wenn Sie Ihren Muskeln sagen, dass Sie glücklich sind, dann sind Sie es auch.«

Nicht nur das Gesichtsmuskeltraining, sondern entspannte Gesichtsmuskeln haben auf unsere mentale Stimmung eine Auswirkung.

Stress im Alltag oder private Sorgen spiegeln sich oft in unserer Mimik wider. Unkontrollierte und zu lange Anspannung unserer Gesichts- und Kiefermuskulatur sind die negativen Folgen. Diese Anspannung verläuft dann über Nacken und Schulterbereich – solche Alltagsschmerzen kennen wir nur zu gut. Allerdings können wir durch Entspannung und leichte Dehnung der Gesichtsmuskulatur einen Ausgleich schaffen.

Die oben angeführten Studienergebnisse zeigen uns, dass ein aktives Hochziehen der Mundwinkel bereits eine innere Zufriedenheit schafft. Wir können mit einem entspannten Gesicht dem Gehirn signalisieren, dass es uns gut geht. Anleitungen für Entspannungsübungen findest du in Kapitel 4.

Dieses Hintergrundwissen kannst du nutzen, um deine Stimmung an einem schlechten Tag aufzuhellen, und dabei noch deine Falten verschwinden lassen.

Hast du gewusst, dass du dein Gesicht bis zu 800-mal am Tag unbewusst berührst? Meistens berührst du die Mitte zwischen Mund und Nase, und das circa eineinhalb Sekunden lang.

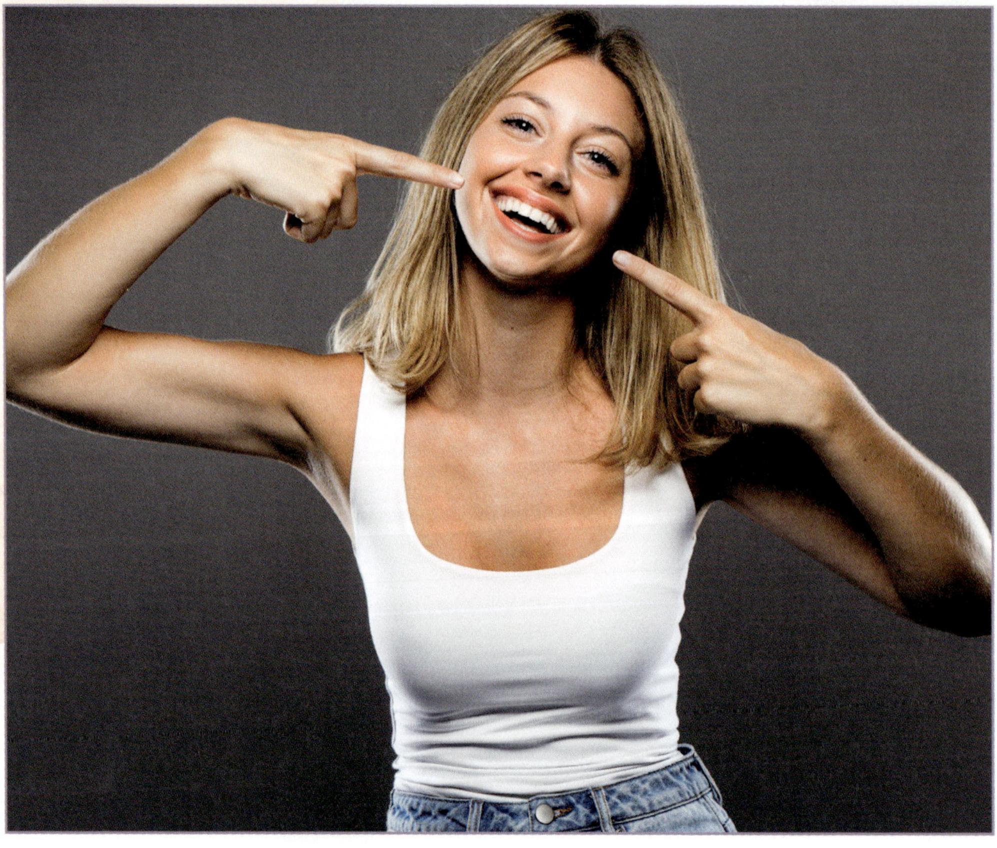

Ein gesteuertes Lächeln stimuliert das emotionale Zentrum im Gehirn.

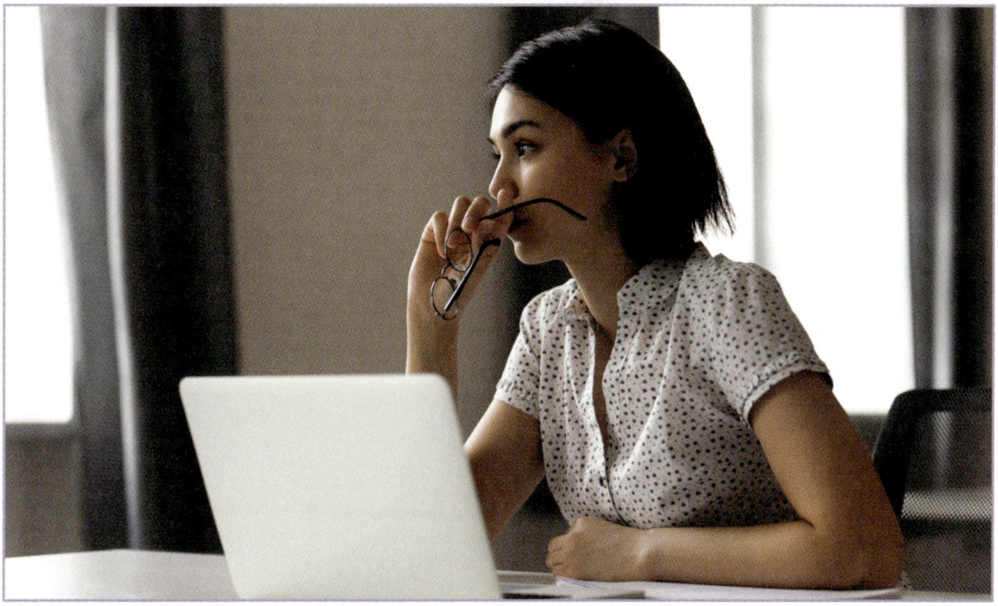

Mehrmals am Tag berühren wir mit den Fingern unbewusst die Mitte zwischen Mund und Nase, um unseren emotionalen Zustand zu stabilisieren.

Martin Grunwald, Leiter des Haptik-Forschungslabors am Paul-Flechsig-Institut für Hirnforschung an der Medizinischen Fakultät der Universität Leipzig, erklärt, dass wir besonders in sehr kurzen Stresssituationen das Bedürfnis haben, uns ins Gesicht zu fassen. Studien konnten belegen, dass sich die hirnelektrische Aktivität verändert, wenn wir unser Gesicht berühren. Die Berührung wirkt sich stabilisierend auf unseren emotionalen Zustand aus und schützt das Arbeitsgedächtnis vor Informationsverlust.

Unsere Hände steuern ins Gesicht, weil die Sinneszellen in der Gesichtshaut extrem berührungssensibel sind. Deswegen gelangen die Impulse von dort ohne Umleitung direkt ins Hirn. »Eine Berührung des Gesichts ist der schnellste Weg, um die Aktivität des Gehirns zu regulieren«, sagt Martin Grunwald. »Hindert man Personen daran, sich ins Gesicht zu fassen, dann wird das Bedürfnis immer stärker.«

Wir wollen dich nicht daran hindern, dein Gesicht zu berühren, sondern es mit dem täglichen Gesichtsmuskeltraining verstärken! Wir hoffen, dass dich die vielen positiven Argumente für das Gesichtsmuskeltraining überzeugt haben, sofort damit anfangen zu wollen. Starte gleich und lies weiter, wie du dich optimal auf das Training vorbereitest.

Bevor du mit dem Training beginnst

Hier findest du die wichtigsten Punkte, die für einen erfolgreichen Einstieg in das Gesichtsmuskeltraining aus unserer Sicht maßgeblich sind:

- Bevor du mit dem Training beginnst, reinige deine Haut und creme sie mit einer Pflege deiner Wahl ein. Dabei ist es wichtig, dass deine Haut geschmeidig ist (auf keinen Fall trocken) und du sie gut bewegen kannst.
- Ein guter Zeitpunkt für das Gesichtsmuskeltraining ist am Morgen nach der Pflege, bevor du Make-up aufträgst, und am Abend nach der Abendpflege.
- Binde deine Haare ein wenig zurück, damit diese während des Trainings nicht stören und du dein Gesicht wirklich gut sehen und deine Muskeln beobachten kannst.
- Für eine korrekte Ausführung der Übung ist es vor allem am Anfang wichtig, dass du die Übungen vor einem Spiegel machst.
- Wähle für das Training eine für dich angenehme Position – das kann sitzend oder stehend sein. Wir empfehlen dir, dass du auf deine Haltung achtest, also eine gerade Wirbelsäule mit entspannten Schultern wäre das Beste.
- Da deine Finger als Trainingsgeräte für deine Gesichtsmuskeln verwendet werden, ist es ratsam, die Hände vor dem Training noch einmal zu reinigen.
- Für den Beginn ist es empfehlenswert, ohne Publikum zu üben – deine Grimassen sollen nur dich erheitern.

Erfolg hat drei Buchstaben: TUN!

Ein kritischer Punkt für den Erfolg deines Trainings ist Konsequenz. Unsere klare Empfehlung ist, dass das Training an einem fixen Zeitpunkt in deinem Alltag eingebunden ist. Nur so kannst du es schaffen, dass du dranbleibst. Das heißt, mache dein Workout am besten gleich morgens und am Abend. Oft ist natürlich aber gerade der Morgen bereits so durchgetaktet, dass keine weiteren zehn Minuten Platz finden.

Vielleicht möchtest du zehn Minuten früher aufstehen? Deine Gesichtsmuskeln werden es dir danken, oder du findest einen guten Zeitpunkt in deinem Arbeitsalltag. Wichtig ist, dass du das Training für mindestens drei Wochen immer zur gleichen Zeit machst, denn dann bekommst du eine Routine und es besteht eine größere Chance, dass dein Gesichtsmuskeltraining nicht mehr aus deinem Tagesablauf wegzudenken ist.

Zu guter Letzt: Bevor du dein Training beginnst, mache ein Foto von dir, denn dein Gesicht wird sich schon bald verändern.

> *Es ist nicht genug, zu wissen,*
> *man muss auch anwenden.*
> *Es ist nicht genug, zu wollen,*
> *man muss auch tun.*
> Johann Wolfgang von Goethe

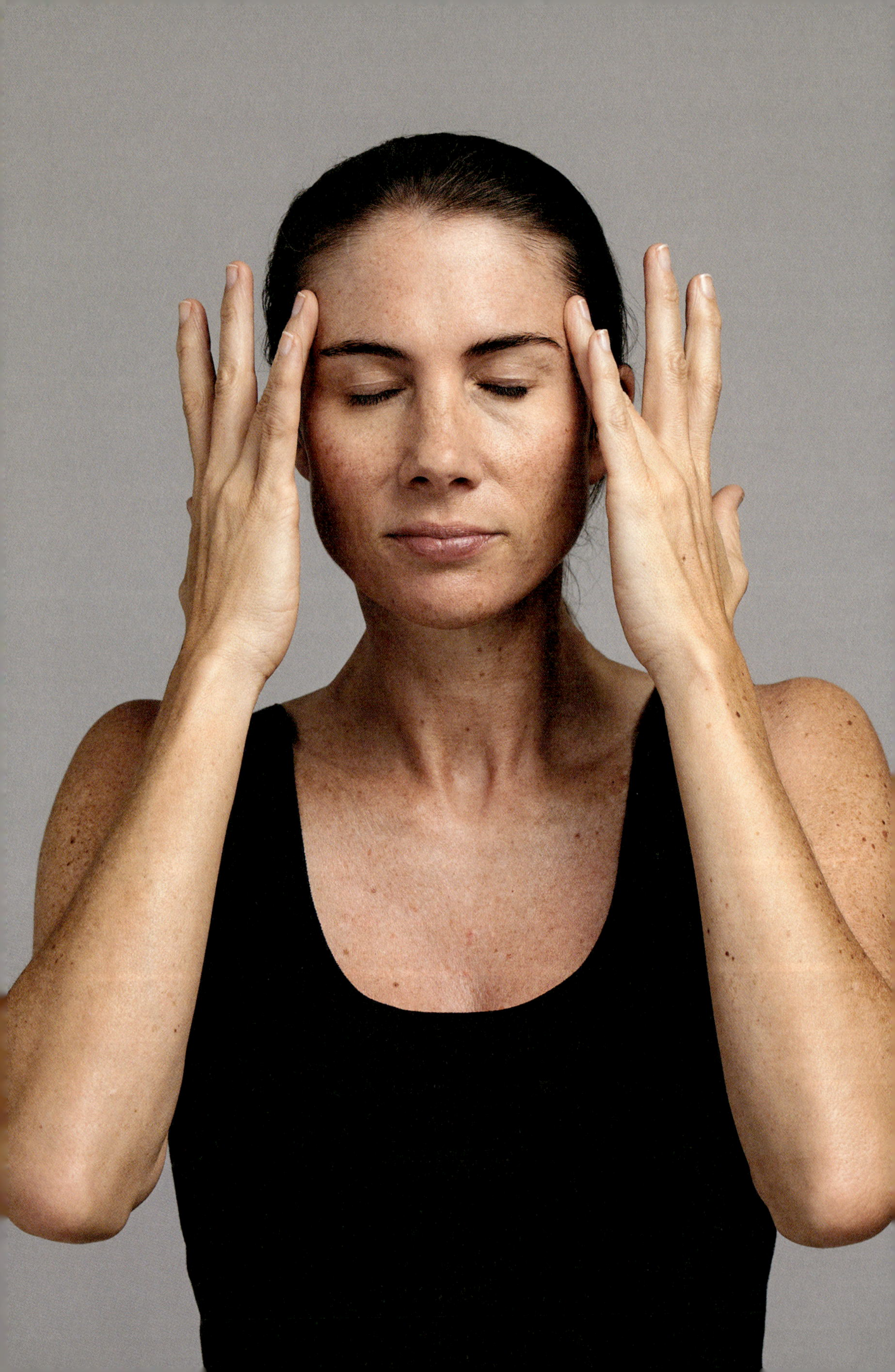

Kapitel 4

Die Programme

Die folgenden Programme zeigen dir Übungen, mit denen du ganz gezielt Muskelgruppen in deinem Gesicht ansprechen und trainieren kannst. Wir haben die Übungen in kurze, aufeinander aufbauende Workouts zusammengefasst. So lernst du deine Gesichtsmuskeln zuerst einmal besser kennen, sie unterschiedlich zu bewegen und sie dann Schritt für Schritt aufzubauen.

Wenn du für ganz bestimmte Zonen in deinem Gesicht Hilfe suchst, haben wir dir Übungen zusammengefasst, die nur diese Muskelgruppen betreffen (Seite 116).

Wie bei jeder Muskulatur im Körper ist es auch für deine Gesichtsmuskeln wichtig, dass sie nicht nur gekräftigt, sondern auch entspannt und gedehnt werden. Durch diesen Ausgleich können sie sich regenerieren und wachsen, denn das passiert in den Ruhephasen. Wir haben dir dafür kleine Wohlfühlprogramme zusammengestellt, die du leicht zu Hause machen und in deinen Alltag integrieren kannst.

Aufbau und Anwendung der Programme

Wir empfehlen dir für einen einfachen Einstieg in das Thema Gesichtsmuskeltraining das 7-Wochen-Programm. Die Workouts sind so gestaltet, dass du in den ersten zwei Wochen Muskulatur langsam aufbaust und sie dann über die nächsten Wochen immer mehr stärkst. Im letzten Workout werden Übungen kombiniert, die mehrere Muskelgruppen gleichzeitig trainieren. Nach den sieben Wochen bist du so fit, dass du dir dein eigenes Workout aus den unterschiedlichsten Übungen zusammenstellen kannst.

Übungsdauer und Übungshäufigkeit

Für einen guten Muskelaufbau benötigt der Körper regelmäßiges Training. Deswegen solltest du es möglichst passend in deinen Alltag integrieren.

Aber wie geht das? Ist dein Tag bereits jetzt schon total ausgefüllt? Unserer Erfahrung nach ist eines der wichtigsten Kriterien, dass das tägliche Workout nicht zu lange dauert und sich die Schwierigkeitsstufe langsam steigert. Damit hoffen wir, dass du die Übungen schnell lernst, dass du regelmäßig übst und sie dir im wahrsten Sinne in Fleisch und Blut übergehen.

Wir empfehlen dir, zweimal am Tag das Training umzusetzen. Ein guter Zeitpunkt ist nach dem Reinigen und Pflegen am Morgen und am Abend. Dann ist die Haut sauber und elastisch und du kannst loslegen. Nach den sieben Wochen ist der Muskeltonus gut aufgebaut und du kannst die Häufigkeit des Trainings reduzieren. Das heißt, ein Training pro Tag an fünf Wochentagen ist ausreichend. Die restlichen zwei Tage kannst du dann ohne schlechtes Gewissen pausieren.

Und eines wissen wir ganz bestimmt: Wenn du regelmäßig übst, wirst du den Unterschied merken und gar nicht mehr aufhören wollen!

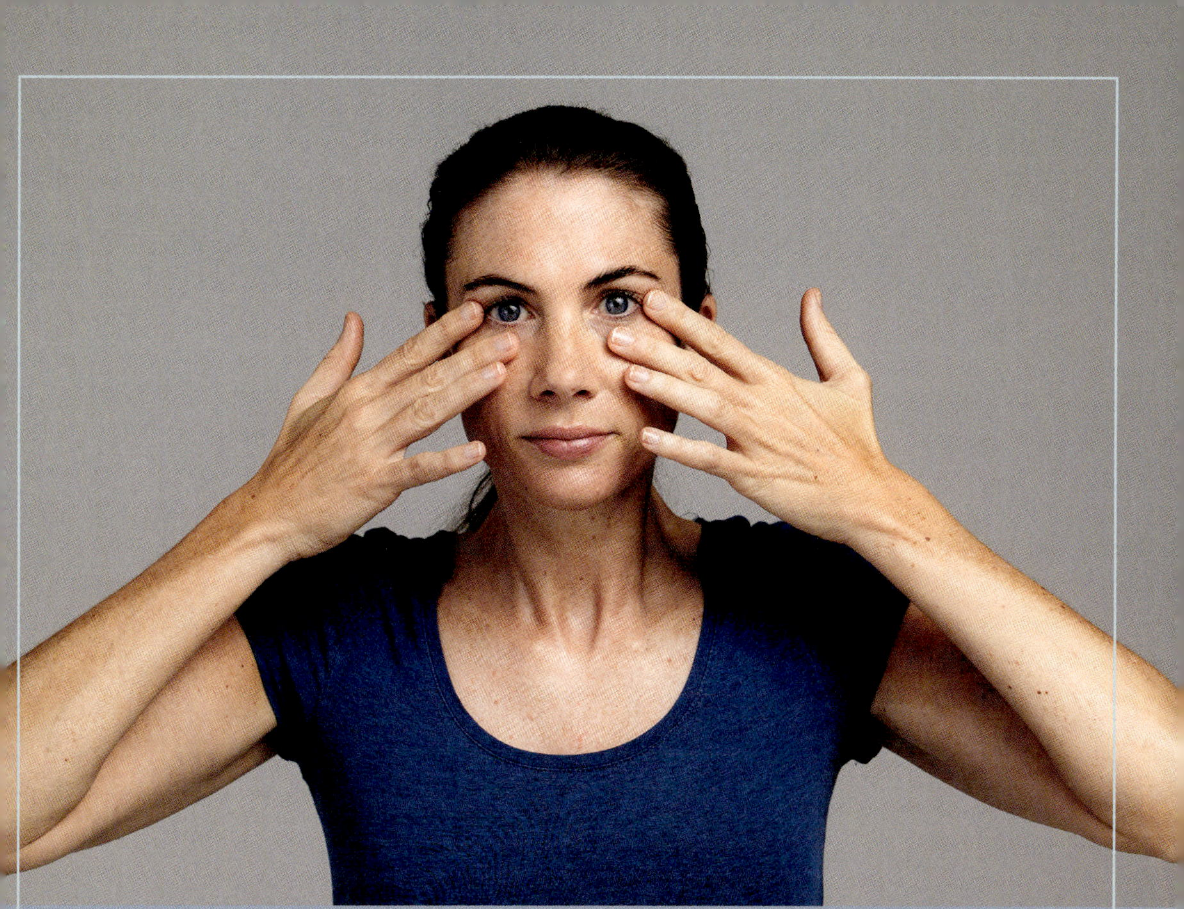

Das 7-Wochen-Programm

Übungen, die unter die Haut gehen

Hier findest du genaue Infos über den Aufbau des Übungsprogramms und erfährst, was dich in den vier aufeinander aufbauenden Workouts erwartet. Viel Spaß beim Ausprobieren!

Workout 1: Aufbau der Gesichtsmuskeln

In diesen ersten zwei Wochen sind die Übungen so für dich ausgewählt, dass du zu Beginn nur mit den sehr großen Muskelgruppen in deinem Gesicht arbeitest. Das ist einfach und du hast schnell ein Erfolgserlebnis. Du solltest die Übungen allerdings nicht unterschätzen, denn vor allem, wenn du noch nie mit den Gesichtsmuskeln gezielt gearbeitet hast, wirst du spüren, dass du auch hier ins Schwitzen kommen kannst.

Das Workout besteht aus vier Übungen: pro Muskelgruppe beziehungsweise Gesichtsbereich jeweils eine. Du wirst die herrliche Wirkung der besseren Durchblutung sehr schnell bemerken.

Erinnere dich auch daran, was wir dir in Kapitel 3 zur Vorbereitung auf die Übungen empfohlen haben: Creme deine Haut vor dem Training ein und mache die Übungen, wenn möglich, vor einem Spiegel.

Workout 2: Gezielter Muskelaufbau

Nach den ersten zwei Wochen hast du deine Gesichtsmuskeln besser kennengelernt und kannst mit ihnen gezielt arbeiten. Sicher hast du bemerkt, dass dein Gesicht durch die Aktivierung deiner Muskeln besser durchblutet wird und du frischer aussiehst. In den nächsten zwei Wochen werden die Übungen ein wenig schwieriger und du baust Muskelmasse auf. In diesem Workout kommt eine Übung für deine Lippen dazu und du bekommst insgesamt fünf Übungen in deinen Trainingsplan.

Wir empfehlen dir auch, ein- oder zweimal eine Gesichtsmassage zu machen. Am besten am Abend nach dem Reinigen und Pflegen der Haut.

Workout 3: Intensives Muskeltraining

Nach vier Wochen bist du jetzt bereit, die schwierigsten Übungen anzugehen. In diesem Workout findest du wieder für jede große Muskelgruppe eine neue Übung und es kommt auch eine Nasenübung dazu. Ohren und Nase wachsen ein Leben lang. Es ist daher wichtig, dass wir mit Übungen unsere Nase schmal halten.

Workout 4: Vertiefung der Übungen

Das letzte Workout besteht aus Wiederholungs- und Vertiefungsübungen. Ein paar Übungen wirst du sicher wiedererkennen, aber sie unterscheiden sich durch einige Merkmale, welche die Übung schwieriger machen.

In diesem Workout wollen wir dir nun Methoden zeigen, wie du mehrere Übungen miteinander verbinden kannst. Das soll dir helfen, in deinem Alltag Zeit zu sparen und trotzdem viele Gesichtsmuskelbereiche optimal zu trainieren.

Das 7-Wochen-Programm: Der Trainingsplan

Dieser Plan gibt dir einen guten Überblick über alle Übungen pro Workout. Du kannst auf einen Blick sehen, wie schwierig sie sind, welche Wirkung sie haben und wie oft du sie trainieren solltest.

Workout 1: Woche 1 und 2

Übung	Schwierigkeitsgrad	Wirkung	Dauer	Wie oft	Seite
Stirnlifting		Glättung der Stirn und des Dekolletés, Kräftigung der Halsmuskulatur	1 Min.	2-mal pro Tag	80
Unterlid-Klimmzüge		Kräftigung der Augenringmuskulatur, gegen absinkende Augenlider und geschwollene Unterlider	30 Sek.	2-mal pro Tag	82
Der Blauwal		Kräftigt die Wangenpartie und wirkt gegen Nasolabialfalten.	30 Sek.	2-mal pro Tag	84
Der Denker		Streckt den Hals, vermindert Streifenbildung um den Hals und verkleinert die Fettdepots unter dem Kinn.	30 Sek.	2-mal pro Tag	86
Abschlussübung		Kurze Entspannung	30 Sek.	2-mal pro Tag	88
Gesichtsmassage: Klopfen		Entspannung der Gesichtsmuskulatur		1-mal pro Woche	156

Workout 2: Woche 3 und 4

Übung	Schwierigkeitsgrad	Wirkung	Dauer	Wie oft	Seite
Stirn modellieren		Glättung der Stirn und des Dekolletés und Kräftigung der Halsmuskulatur	1 Min.	2-mal pro Tag	90
Oberlid-Push-up	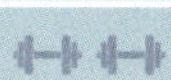	Kräftigt die Augenringmuskulatur und wirkt gegen absinkende Augenlider.	15 Sek.	2-mal pro Tag	92
Das Ei	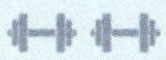	Kräftigt die Wangenpartie und wirkt gegen Nasolabialfalten.	1 Min.	2-mal pro Tag	94
Lippen-Booster	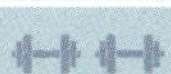	Verbesserung und Festigung der Lippenkontur, Verminderung der Fältchen rund um den Mund. Hilft auch, die Mundwinkel wieder zu heben.	30 Sek.	2-mal pro Tag	96
Halsstraffer		Verminderung der Streifenbildung um den Hals und Verkleinerung der Fettdepots unter dem Kinn	30 Sek.	2-mal pro Tag	98
Abschlussübung		Kurze Entspannung	30 Sek.	2-mal pro Tag	88
Gesichtsmassage zur Beruhigung		Entspannung der Gesichtsmuskulatur	3 Min.	1-mal pro Woche	145

Workout 3: Woche 5 und 6

Übung	Schwierigkeitsgrad	Wirkung	Dauer	Wie oft	Seite
Himmelsgucker	●●●	Kräftigt das Unterlid und wirkt gegen geschwollene Unterlider.	30 Sek.	2-mal pro Tag	100
Augenbrauen-Jumps	●●	Kräftigt die Augenringmuskulatur und hilft gegen Krähenfüße und Falten zwischen den Augenbrauen.	40 Sek.	2-mal pro Tag	102
Wangen-Kicks	●●●	Kräftigt die Wangenpartie, wirkt gegen Nasolabialfalten.	30 Sek.	2-mal pro Tag	104
Nasenflügel-Flattern	●●●	Strafft die Muskulatur rund um die Nase und erzielt eine jugendlichere und symmetrischere Nasenform.	30 Sek.	2-mal pro Tag	106
Zungenbeißer	●●	Verbesserung und Festigung der Lippenkontur, Verminderung der Fältchen rund um den Mund.	30 Sek.	2-mal pro Tag	108
Abschlussübung		Kurze Entspannung	30 Sek.	2-mal pro Tag	88
Lymphdrainage	●	Sanfte Massage für Gewebe und Muskeln und Anregung des Lymphsystems für eine Beschleunigung der Entgiftung	3 Min.	1-mal pro Woche	158

Workout 4: Woche 7

Übung	Schwierigkeitsgrad	Wirkung	Dauer	Wie oft	Seite
Schraubstock		Glättung von Stirn- und Dekolletébereich und Kräftigung der Halsmuskulatur	40 Sek.	2-mal pro Tag	110
Brüllaffe		Kräftigt die Augenringmuskulatur und Wangenpartie. Wirkt gegen Krähenfüße, Falten zwischen den Augenbrauen und Nasolabialfalten.	40 Sek.	2-mal pro Tag	112
Saure Zitrone		Verbesserung und Festigung der Lippenkontur und Augenringmuskulatur, Verminderung der Fältchen rund um den Mund. Wirkt auch gegen absinkende Augenlider und geschwollene Unterlider	40 Sek.	2-mal pro Tag	114
Abschlussübung		Kurze Entspannung	30 Sek.	2-mal pro Tag	88
Akupressur		Glättet kleine Fältchen und das Gesicht bekommt eine entspannte und jugendlichere Ausstrahlung.	3 Min.	1-mal pro Woche	160

Die Übungen

Auf den folgenden Seiten findest du alle Übungsanleitungen für deine Trainingspläne. Die Übungen sind mit kleinen Hanteln gekennzeichnet, die dir anzeigen, welchen Schwierigkeitsgrad die jeweilige Übung hat.

Stirnlifting

Wirkung: Glättet die Stirn und das Dekolleté, kräftigt die Halsmuskulatur.

1. Lege deine Zeigefinger entlang des Haaransatzes an. Handballen und Daumen sind Richtung Ohren angelegt, sodass du mit den Händen deinen Kopf gut eingespannt hast. Wenn du deine Finger und Daumen nicht so weit auseinanderlegen kannst, platziere alle Finger am Haaransatz.Die Ellbogen sind auf der gleichen Höhe wie die Schultern. Achte darauf, dass die Schultern entspannt bleiben und du sie während der Übung nicht hochziehst.
2. Ziehe jetzt die Stirn mit den Händen noch oben. Es muss sich anfühlen, als hättest du einen ganz strengen Zopf am Hinterkopf. Kurz halten und dann wieder die Spannung lösen. Die Finger bleiben immer auf der Stirn liegen. Die Stirn 10-mal hochziehen und wieder lösen. Beim 11. Mal die Spannung halten und bis 20 zählen. Atme dabei ruhig und gleichmäßig.
3. Lege jetzt die rechte Hand an den Haaransatz und öffne deine Finger wie einen Rechen.
4. Lege die linke Hand an den Nacken.
5. Streiche jetzt gleichzeitig mit beiden Händen entlang des Kopfes Richtung Scheitelpunkt. Diese Übung hilft uns, die Kopfhaut zu aktivieren, und gibt dir einen Energiekick.

Dauer: Führe die Übung mindestens 3-mal durch.

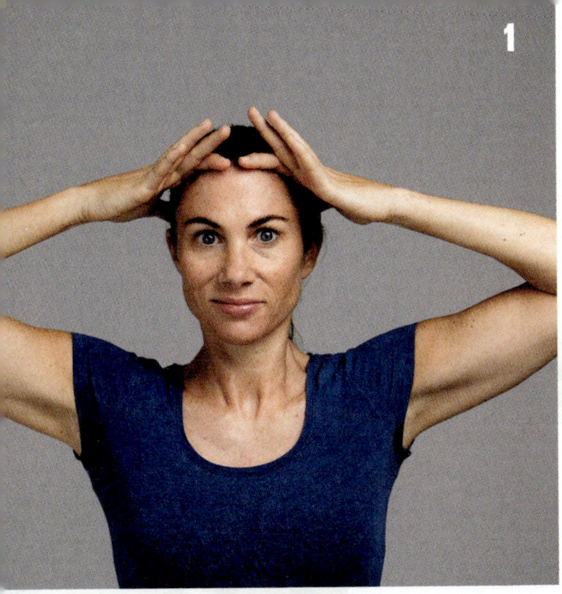
1

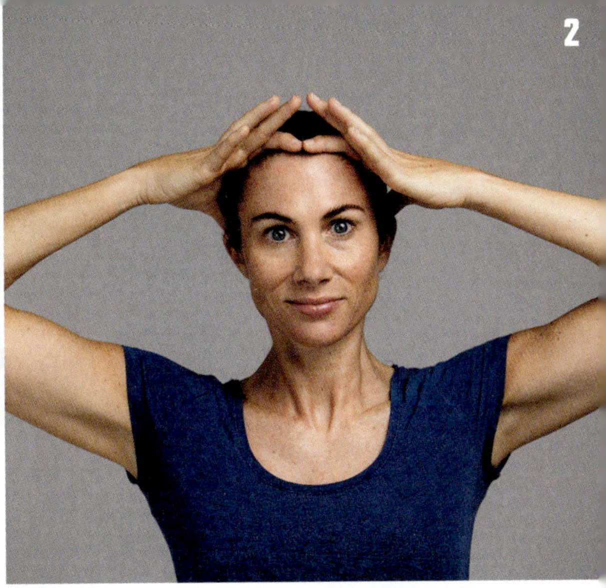
2

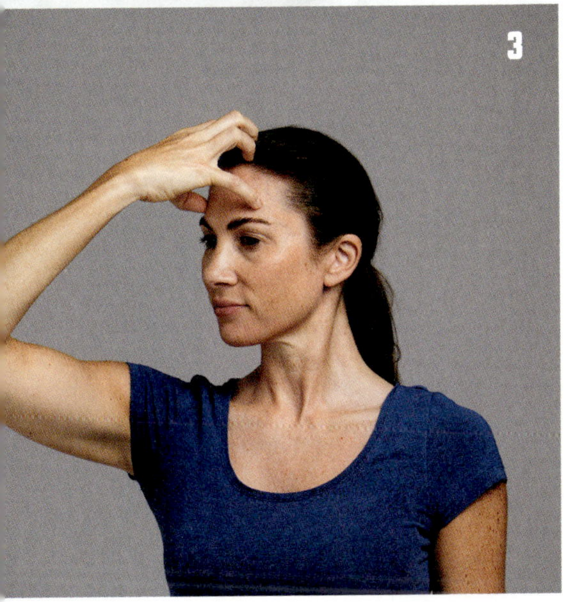
3

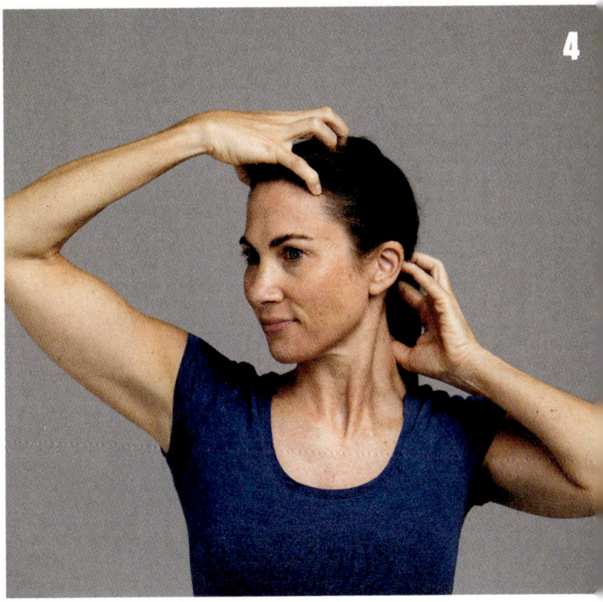
4

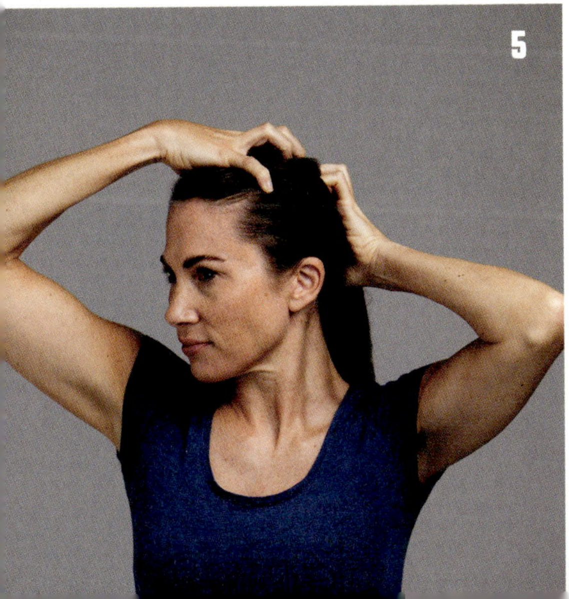
5

Unterlid-Klimmzüge

Wirkung: Kräftigt die Augenringmuskulatur und wirkt gegen absinkende Augenlider und geschwollene Unterlider.

1. Lege deine Zeigefinger auf die Außenwinkel und die Mittelfinger auf den Innenwinkel der Augen.
2. Hebe das Unterlid so weit wie möglich, sodass nur noch ein kleiner Schlitz zwischen den Augenlidern entsteht. Hier könnte auch ein leichtes Zittern auftreten. Dann wieder das Augenlid senken.
3. Drücke anschließend deine Daumen an beide Seiten der Nasenwurzel, schließe die Augen.

Wiederholungen: Ziehe das Unterlid 10-mal hoch und löse wieder. Halte beim 11. Mal die Spannung und zähle bis 20. Atme dabei ruhig und gleichmäßig.

Hinweis: Bitte beachte, dass deine Finger an den Augen nur ganz leicht aufliegen, da die Haut in diesem Bereich sehr zart und empfindlich ist.

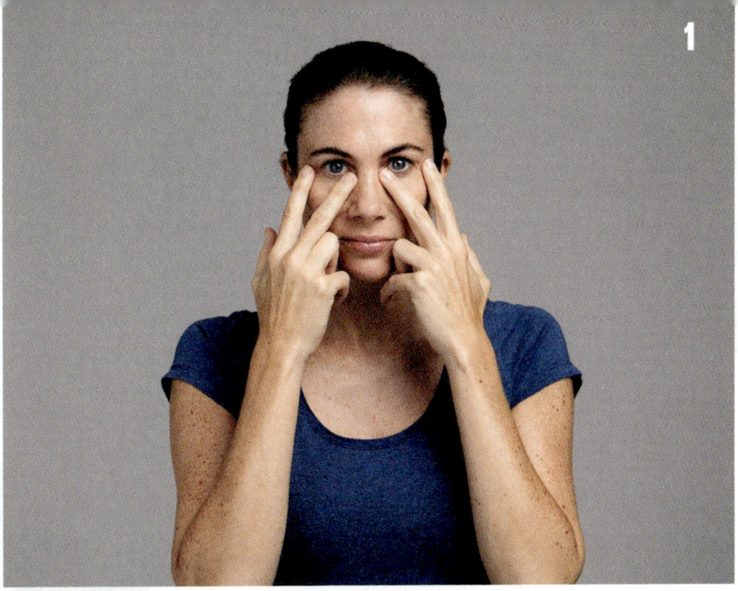
1

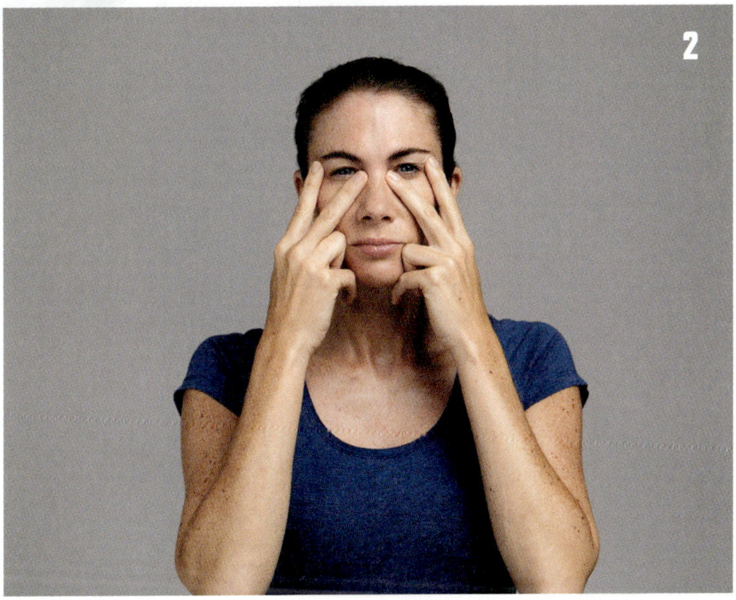
2

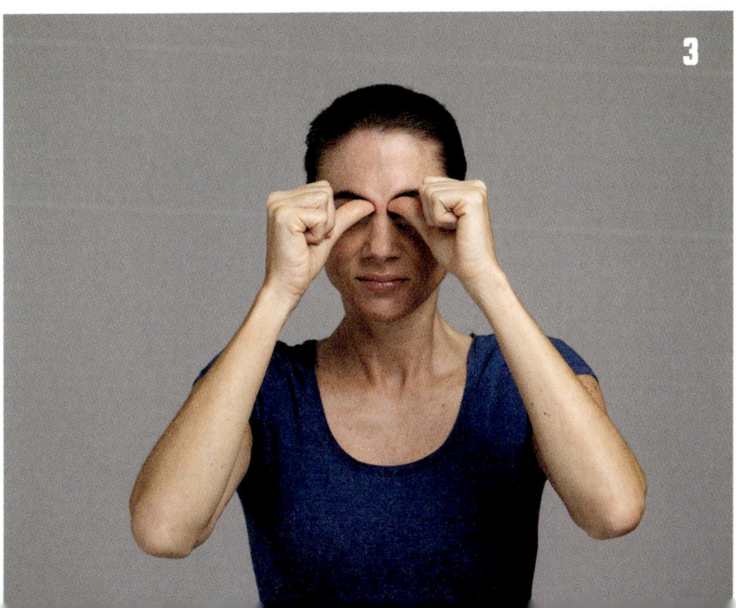
3

Der Blauwal

Wirkung: Kräftigt die Wangenpartie und wirkt gegen Nasolabialfalten. Wir haben diese Übung dem Blauwal gewidmet, da du hierbei den Mund so weit öffnen musst wie ein Blauwal, der mit einem Mal mehrere Millionen Kleinkrebse aufnehmen kann.

1. Öffne den Mund, ziehe die Lippen hinter die Zähne, lächle und ziehe die Mundwinkel so weit wie möglich zurück.
2. Lege die Zeigerfinger und Mittelfinger mit leichtem Druck auf die entstandenen Falten.
3. Öffne nun den Mund weit und kehre dann wieder zurück zur Ausgangsposition.

Wiederholungen: Wiederhole die Übung 10-mal. Bitte achte darauf, diese Übung sehr langsam und konzentriert zu machen, um ihre Wirkung zu optimieren. Halte beim 11. Mal die Spannung und zähle bis 20. Atme dabei ruhig und gleichmäßig.

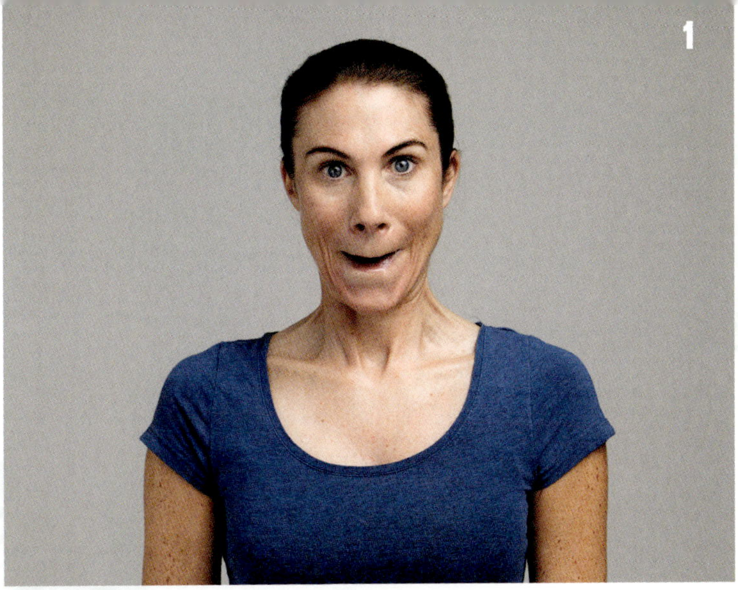
1

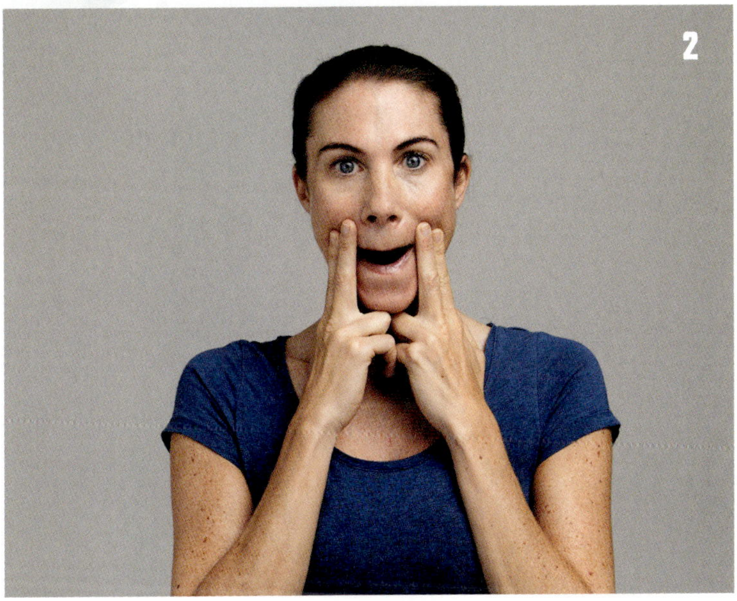
2

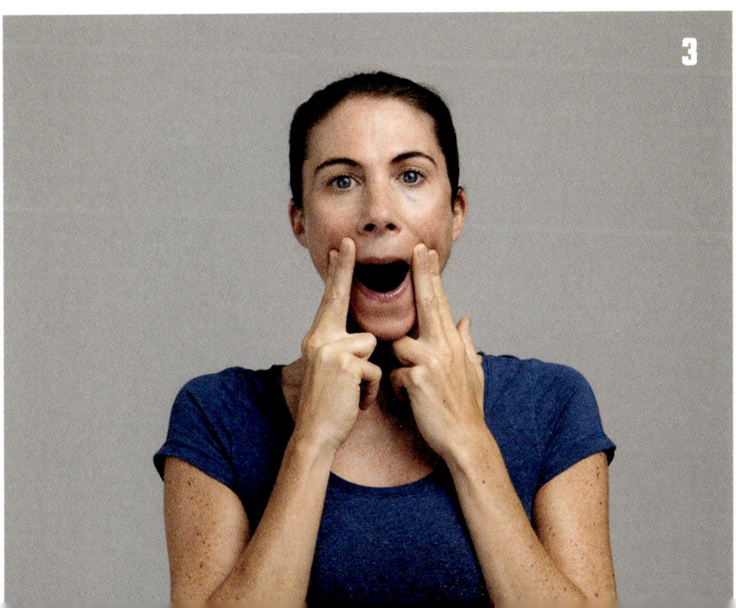
3

Der Denker

Wirkung: Streckt den Hals, vermindert die Streifenbildung um den Hals und verkleinert die Fettdepots unter dem Kinn.

1. Lege die Handfläche oder die Faust unter dein Kinn. Drücke die Zunge fest gegen den Gaumen.
2. Öffne leicht den Mund und drücke deine Hand gegen Kinn und Unterkiefer.

Dauer: Halte die Position und zähle bis 30.

Hinweis: Verwende bei dieser Übung mal die linke und mal die rechte Hand.

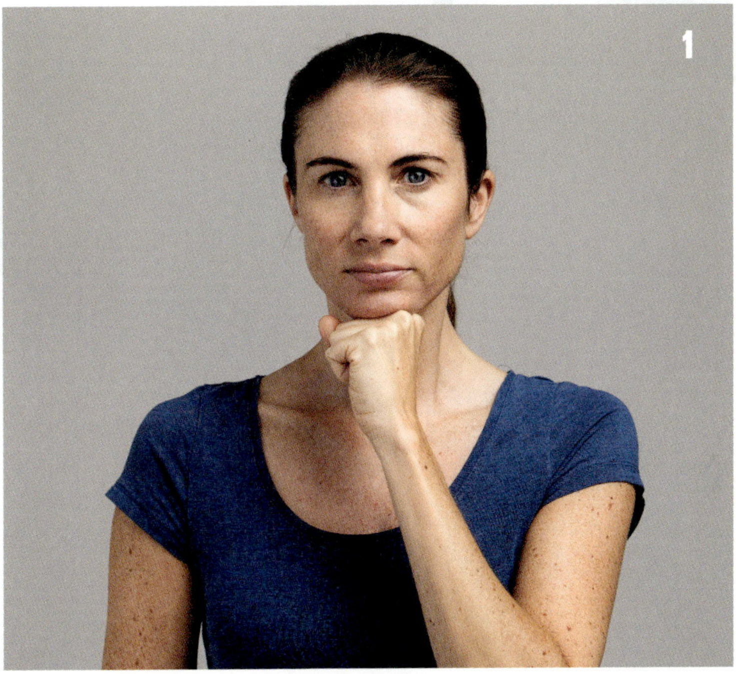
1

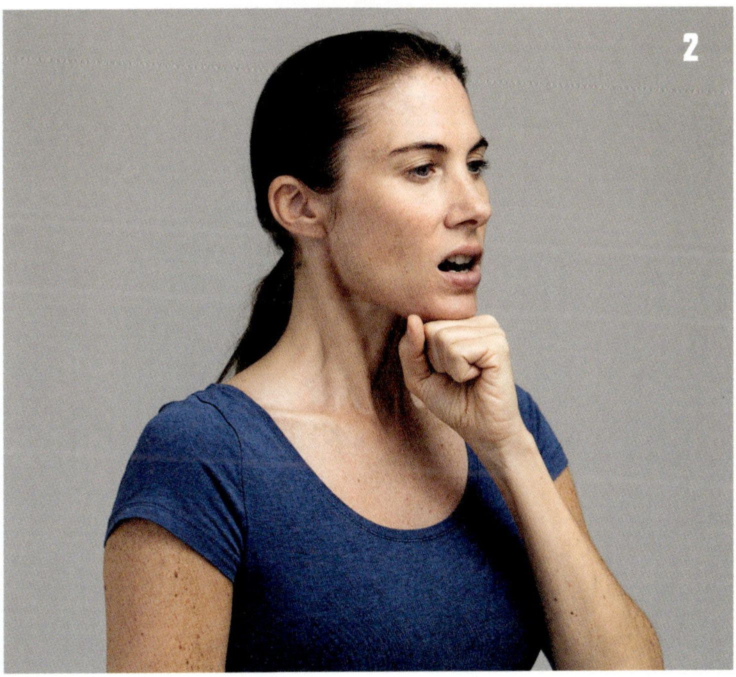
2

Abschlussübung nach jedem Workout

Wirkung: Diese Übung entspannt deine Muskeln und deine Augen.

1. Reibe deine Hände ganz fest aneinander, bis sie sehr warm sind.
2. Streiche dann 3-mal von der Mitte deines Gesichts nach außen.
3. Streiche nach oben über die Stirn.
4. Beim letzten Mal halte über deinen Augen inne und lasse deine Hände dort einen Moment liegen.

Dauer: Führe die Übung etwa 30 Sekunden lang aus.

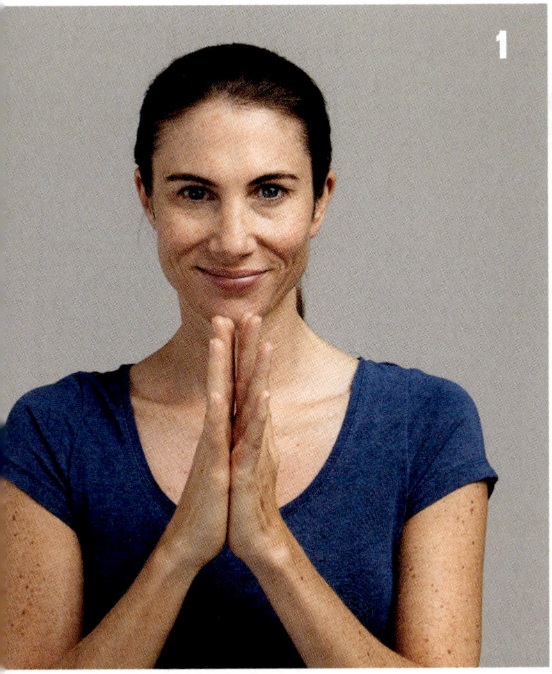
1

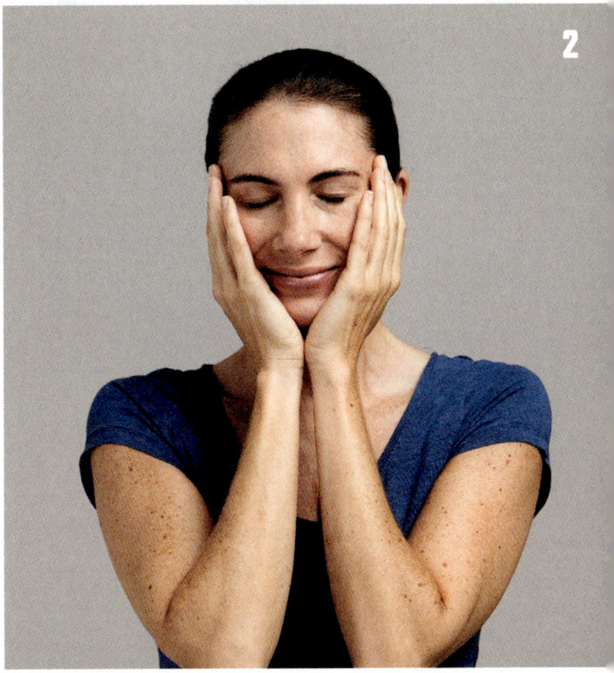
2

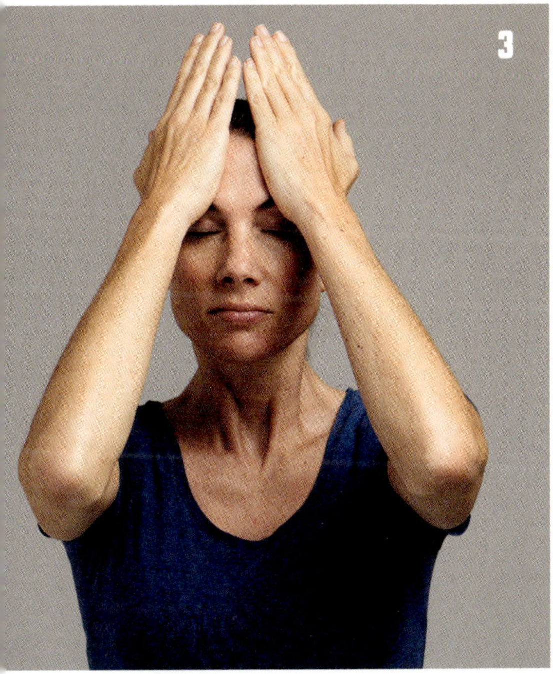
3

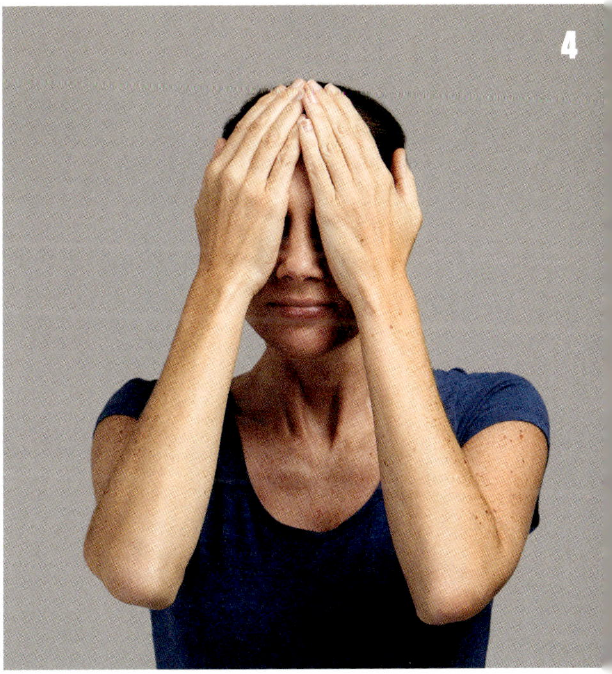
4

Stirn modellieren

Wirkung: Glättet die Stirn und das Dekolleté und kräftigt die Halsmuskulatur.

1. Lege deine Zeigefinger flach über die Augenbrauen und deine Daumen über deine Ohren, sodass du mit den Händen deinen Kopf gut eingespannt hast. Wenn du die Daumen nicht über die Ohren legen kannst, lege nur die Zeigefinger über die Augenbrauen.
2. Dann ziehe mit den Fingern deine Haut Richtung Schläfen, um die Haut zwischen den Augen zu spannen, und erhöhe leicht den Druck.
3. Hebe nun deine Augenbrauen so weit wie möglich an und halte dabei mit den Zeigefingern dagegen. Dann senke die Augenbrauen wieder. Drücke wirklich fest mit den Fingern gegen das Anheben der Augenbrauen. Achte darauf, dass sich deine Stirn während der Übung nicht in Falten legt. 10-mal hoch- und herunterziehen. Beim 11. Mal halten und bis 20 zählen.
4. Zum Abschluss lege deine Fingerkuppen senkrecht auf die Mitte deiner Stirn.
5. Streiche mit leichtem Druck zu den Schläfen und setze wieder in der Mitte an. 3-mal streichen.

Dauer: Führe die Übung etwa 30 Sekunden lang aus.

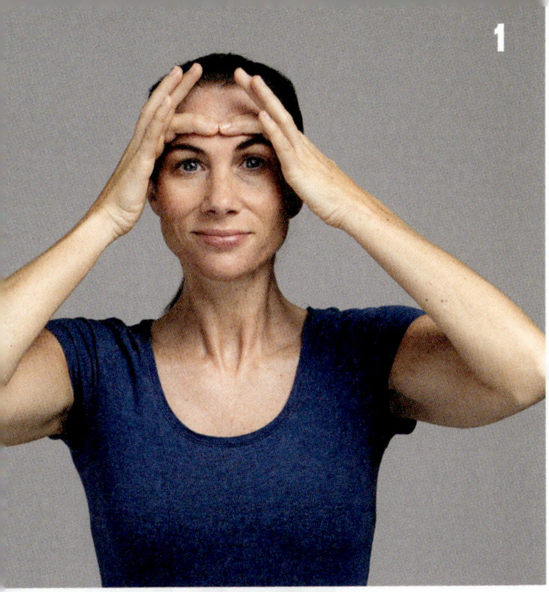
1

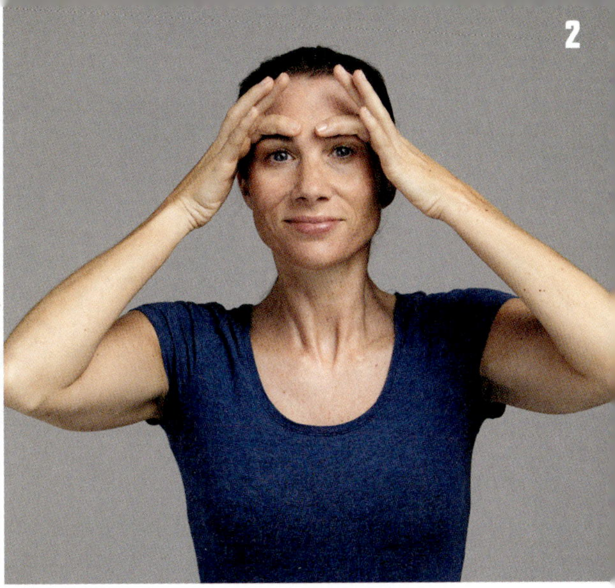
2

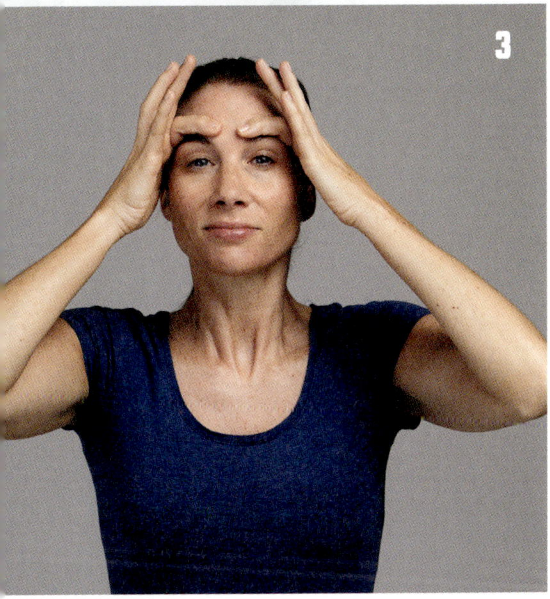
3

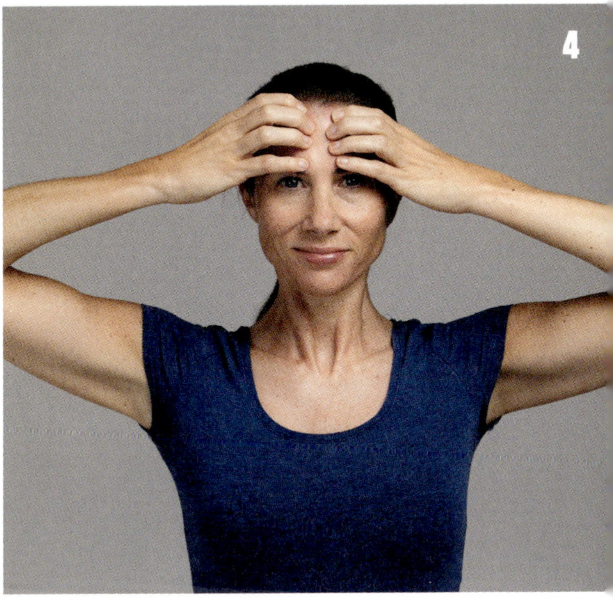
4

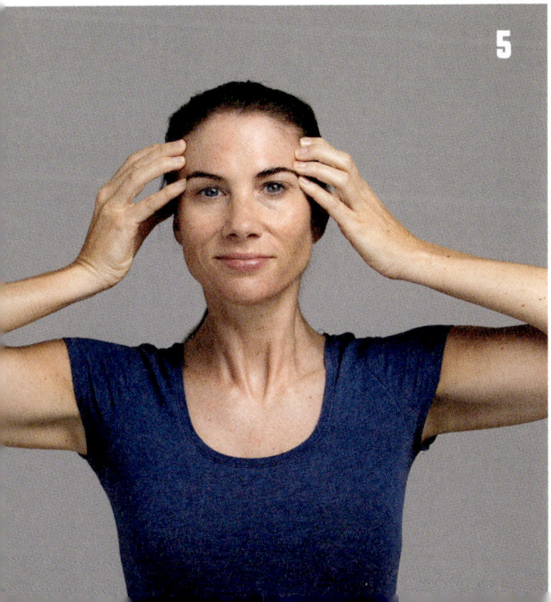
5

Oberlid-Push-up

Wirkung: Kräftigt die Augenringmuskulatur und wirkt gegen absinkende Augenlider.

1. Schließe die Augen und lege die Zeigefingerkuppen ganz sanft auf das Oberlid.
2. Nun versuche gegen den Druck der Finger die Augen zu öffnen. Nur zu einem ganz kleinen Schlitz öffnen. Dann wieder die Augen schließen.

Wiederholungen: Hebe und senke das Lid 10-mal.

Hinweis: Achte darauf, dass hier die Stirnmuskulatur ruhig gehalten wird und nicht mitmacht! Vor allem in dieser Übung ist es wichtig, dass die Finger sauber sind, damit keine Bakterien in die Augen gelangen.

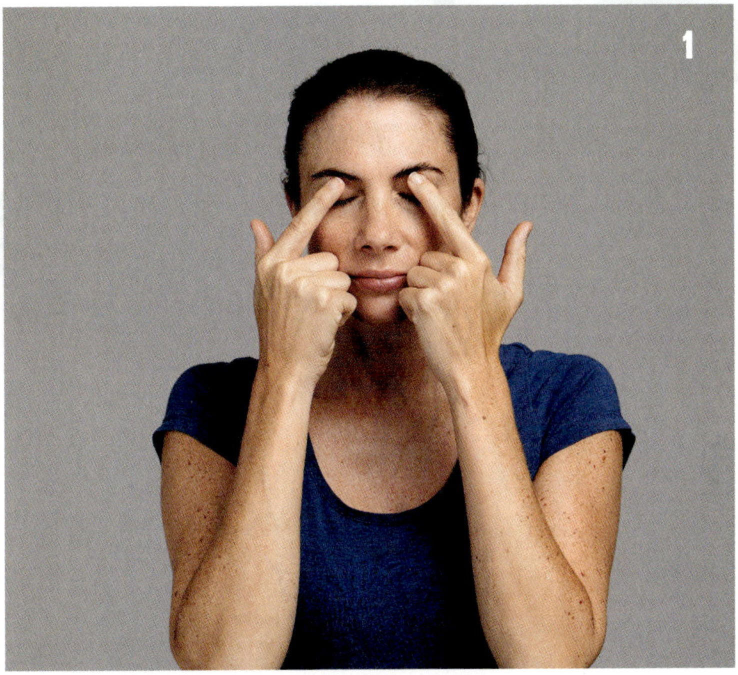
1

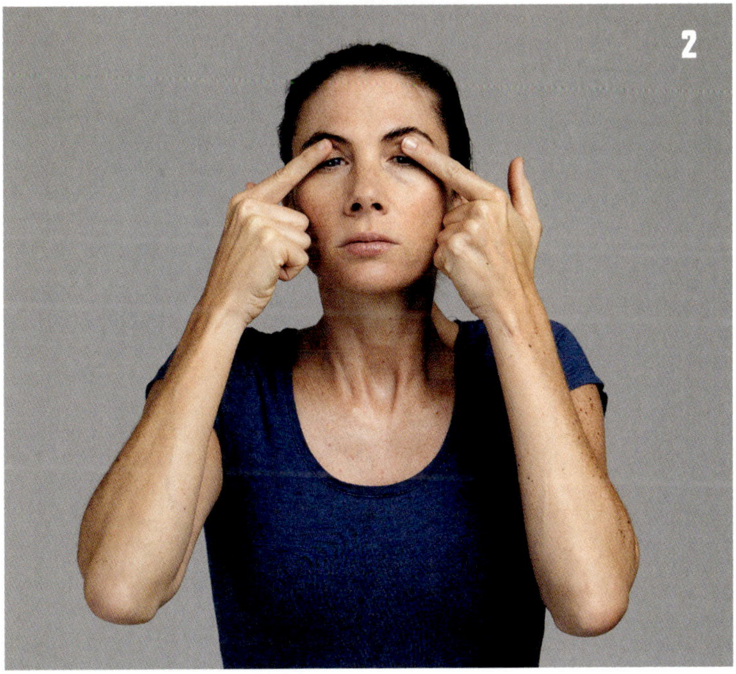
2

Das Ei

Wirkung: Kräftigt die Wangenpartie und wirkt gegen Nasolabialfalten.

1. Bilde mit deinen Lippen ein »O« und erhöhe dabei die Lippenspannung. Ziehe die Oberlippe unter die Zähne. Mache den Mund oval wie ein Ei (nicht rund), ziehe ihn in die Länge. Halte die Spannung und zähle bis 30. Du solltest ein starkes Ziehen auf beiden Seiten entlang der Nase spüren.
2. Löse die Spannung und entspanne die Lippen.
3. Lege die Zeigefinger und Mittelfinger an die Mundwinkel.
4. Fahre nun von den Mundwinkeln zu den Nasenflügeln.
5. Bewege die Finger weiter zur Nasenwurzel und dann über die Augenbrauen zu den Schläfen.

Wiederholungen: Wiederhole die Übung mindestens 3-mal, gern auch mehrmals.

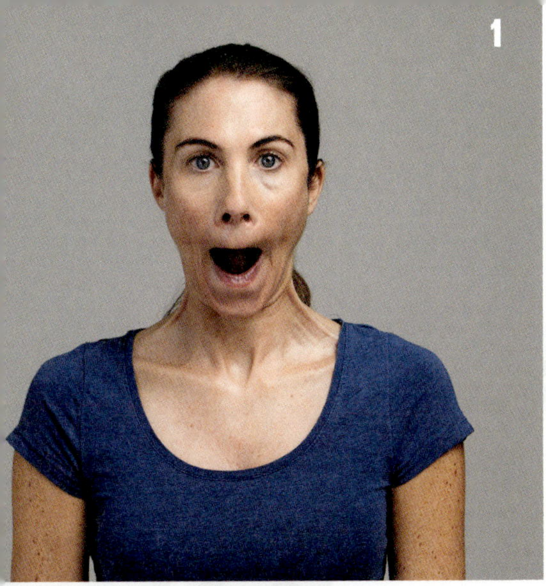
1

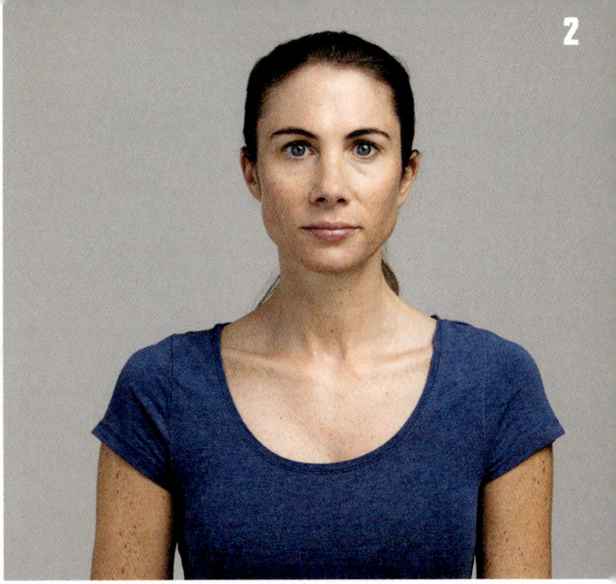
2

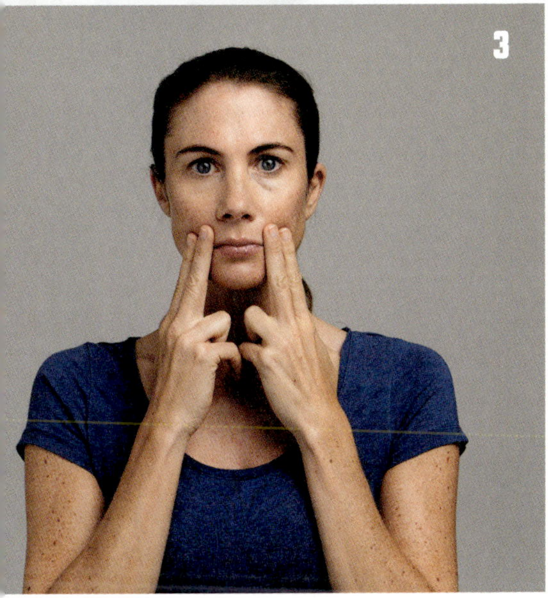
3

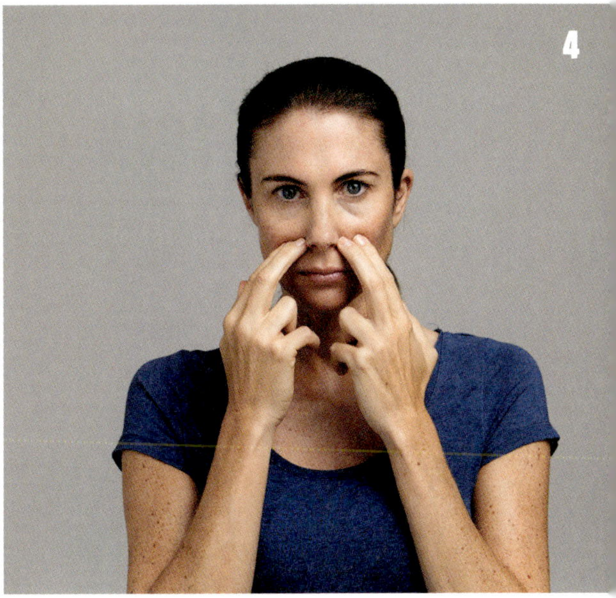
4

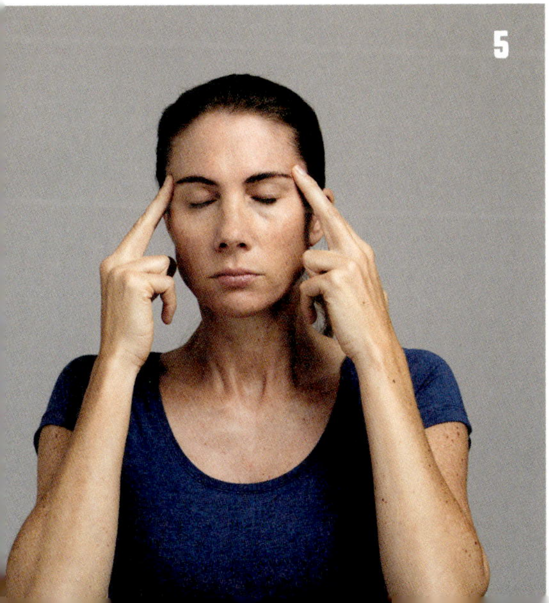
5

Lippen-Booster

Wirkung: Verbessert und festigt die Lippenkontur, vermindert die Fältchen rund um den Mund. Hilft auch, die Mundwinkel wieder zu heben.

1. Lege Mittel- und Zeigefinger auf die Mundwinkel.
2. Ziehe die Lippen mit den Fingern auseinander.
3. Presse Oberlippe und Unterlippe fest aufeinander. Es sollte ein kleines Loch in der Mitte offen bleiben, etwa so groß wie für einen Strohhalm. Achte auch darauf, dass bei dieser Übung keine senkrechten Falten über der Oberlippe entstehen.

Dauer: Halte die Übung und zähle bis 30.

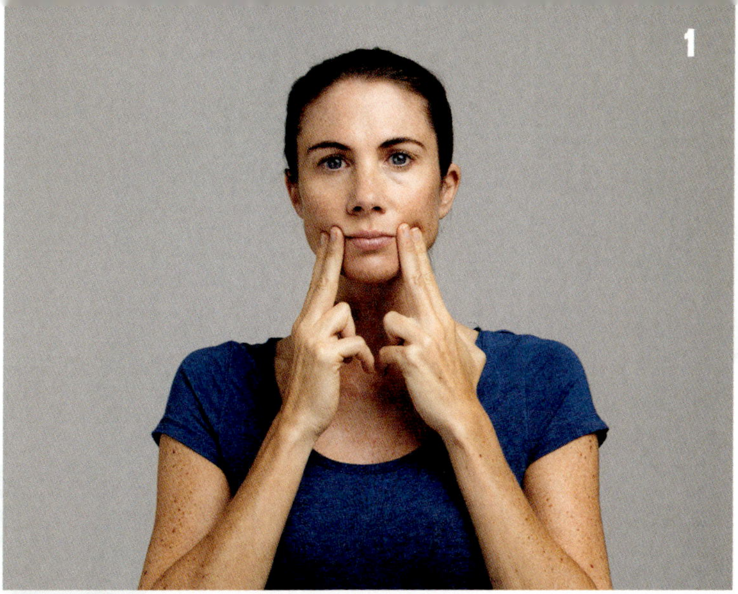

1

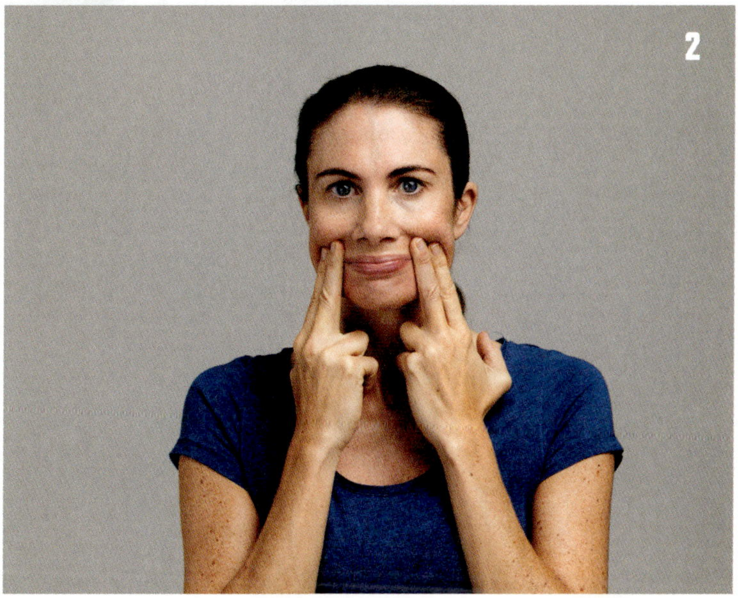

2

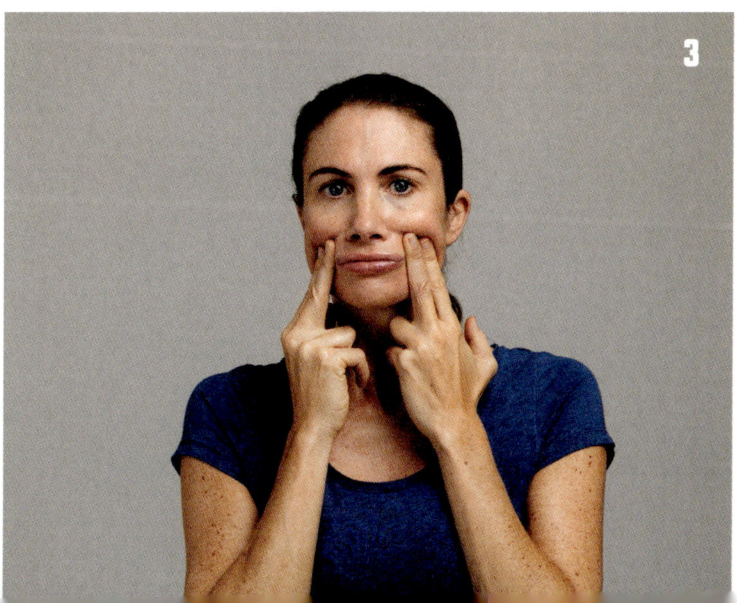

3

Halsstraffer

Wirkung: Vermindert die Streifenbildung um den Hals und verkleinert die Fettdepots unter dem Kinn.

1. Lege deine Handfläche auf die Stirn.
2. Presse die Zunge gegen den Gaumen. Öffne den Mund leicht.
3. Schiebe den Unterkiefer nach vorn.

Dauer: Halte die Übung und zähle bis 30.

Hinweis: Verwende einmal die rechte und einmal die linke Handfläche, damit du diese Übung nicht immer einseitig trainierst.

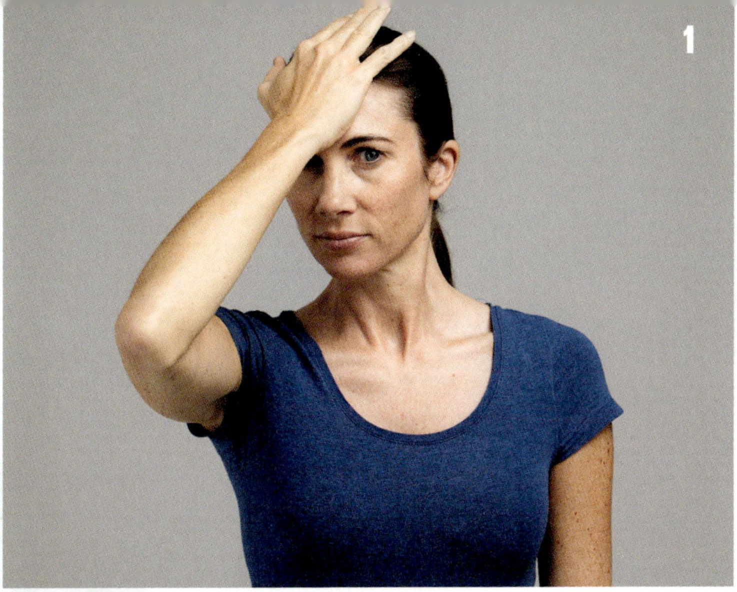
1

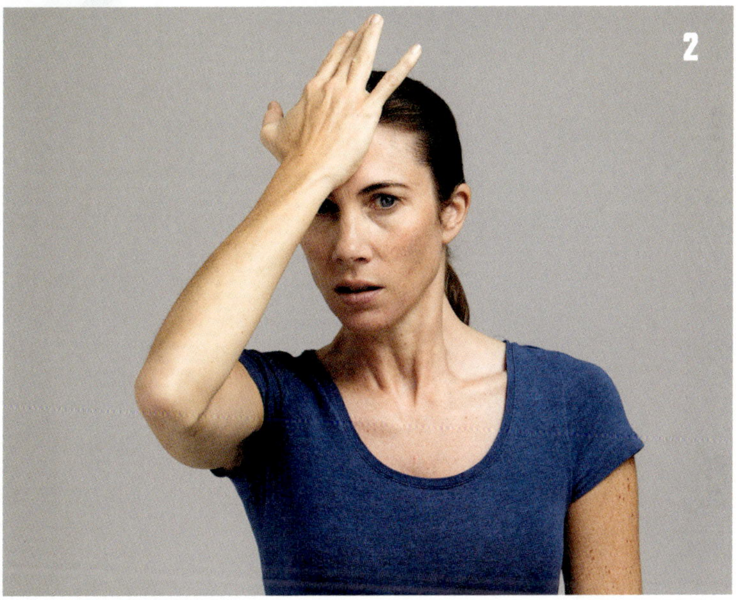
2

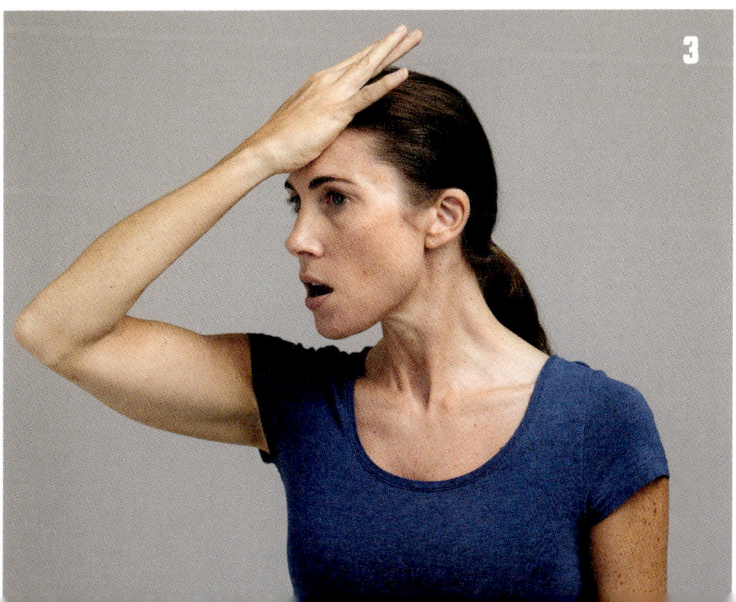
3

Himmelsgucker

Wirkung: Kräftigt das Unterlid und wirkt gegen geschwollene Unterlider.

1. Lege die Zeigefinger an den äußeren Augenwinkel und die Mittelfinger ganz sanft in die Mitte der Unterlider.
2. Neige nun den Kopf leicht nach hinten.
3. Spanne nun die Unterlider an und hebe sie nach oben an, ohne dass die Mittelfinger mithelfen.

Wiederholungen: Hebe und senke die Lider 10-mal. Halte die Position beim 11. Mal und zähle bis 2.

Hinweis: Wichtig ist, dass die Mittelfinger nur aufliegen und die Unterlider die Arbeit machen. Die Stirn sollte nicht mithelfen. Achte darauf, dass die Stirn immer glatt bleibt. Wenn du Nackenbeschwerden hast, dann neige den Kopf nur minimal.

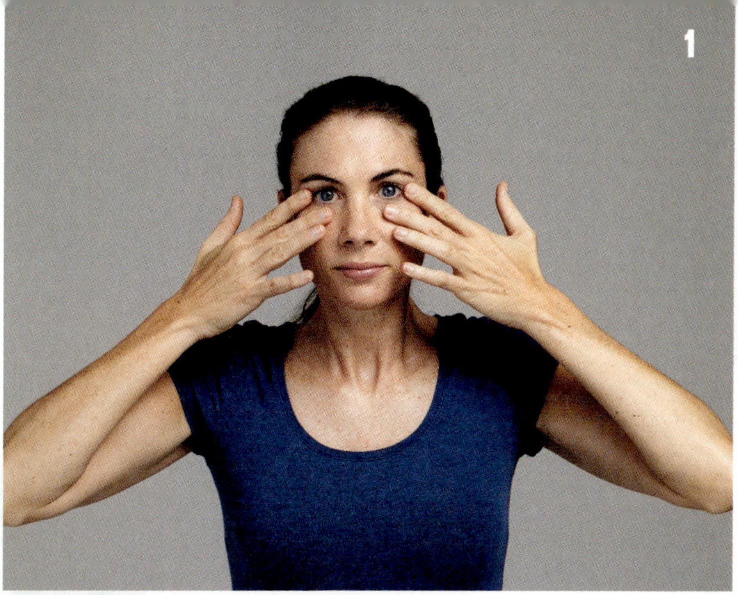
1

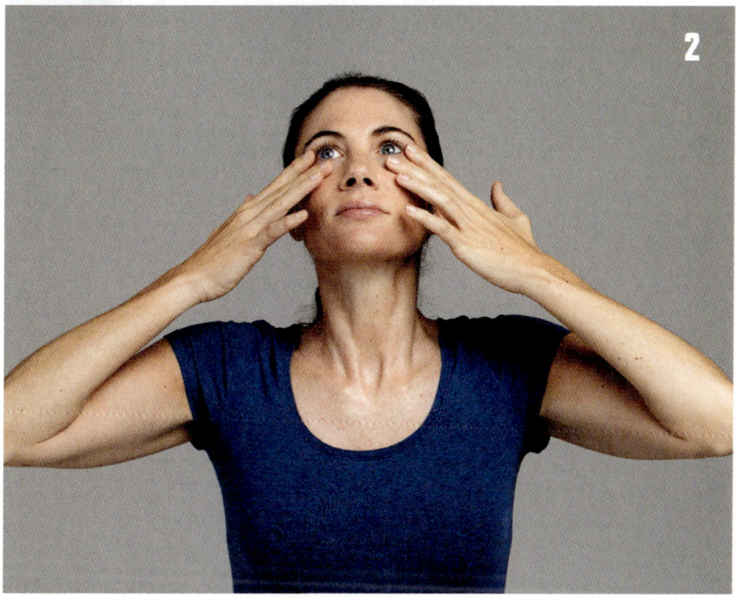
2

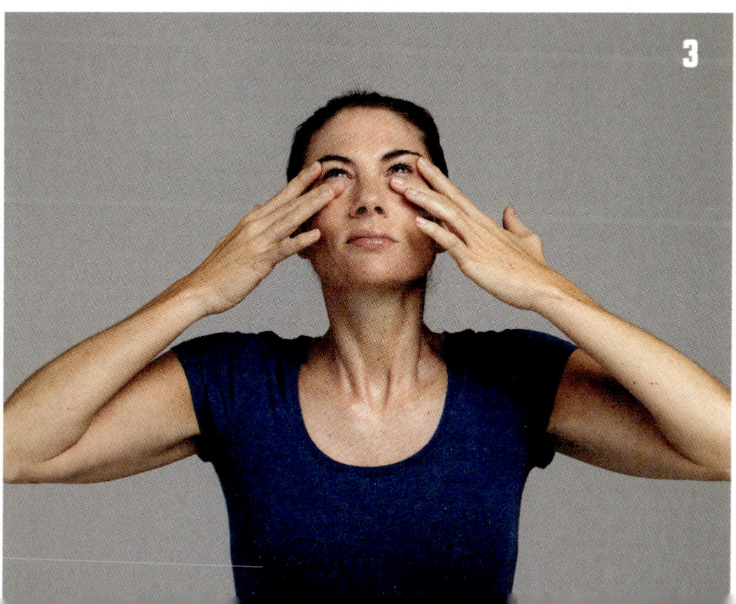
3

Augenbrauen-Jumps

Wirkung: Kräftigt die Augenringmuskulatur und hilft gegen Krähenfüße und Falten zwischen den Augenbrauen.

1. Lege die Hände seitlich an das Gesicht.
2. Ziehe die Haut auf Höhe der Augenbrauen leicht auseinander Richtung Schläfen.
3. Hebe nun langsam und kontrolliert die Augenbrauen und lasse sie wieder sinken. 10-mal wiederholen. Es ist wichtig, dass die Spannung von den Fingern gut gehalten wird, setze alle Finger ein.
4. Platziere die Finger wie bei Schritt 2.
5. Hebe und senke die Augenbrauen wie bei Schritt 3, so schnell du kannst. 20-mal wiederholen.
6. Nimm jetzt die Haut am Ansatz deiner Augenbrauen zwischen Daumen und Zeigefinger.
7. Ziehe sie vom Gesicht weg und drücke die Haut leicht zusammen. Ziehe sie dann Richtung Schläfen. Kurz halten und lösen.
8. Fahre jetzt mit Daumen und Zeigefingern entlang der Augenbraue ein paar Millimeter weiter und nimm wieder die Haut zwischen die Finger. Ziehe sie Richtung Schläfen. Wieder lösen.
9. Mache so weiter, bis du zur Mitte deiner Augenbrauen gekommen bist. Nimm die Haut ab hier wieder mit Daumen und Zeigefingern auf, hebe sie vom Gesicht weg und drücke sie leicht zusammen. (Nicht mehr zu den Schläfen ziehen!)

Dauer: Die Übung etwa 4 Minuten lang ausführen.

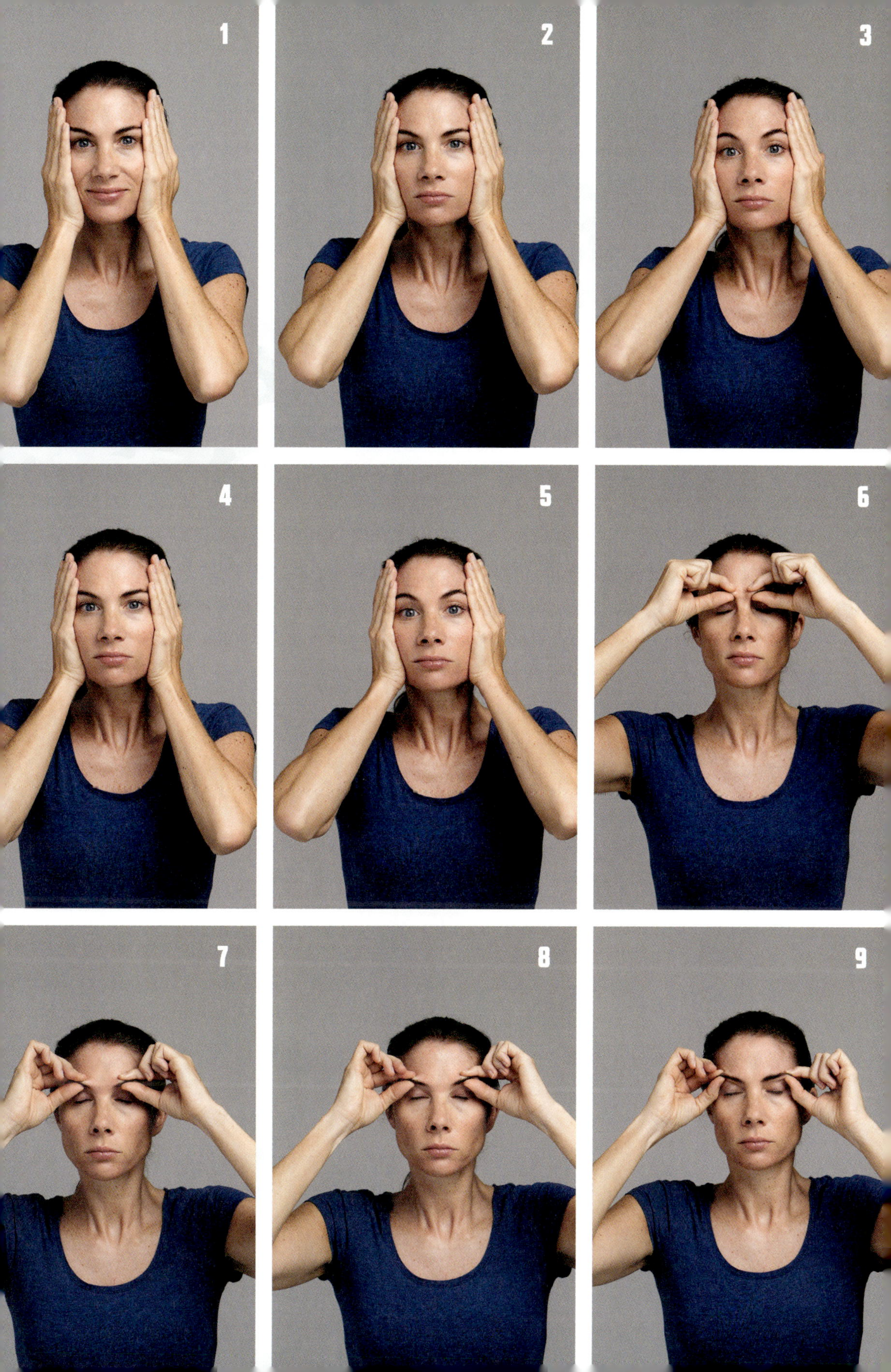
1
2
3
4
5
6
7
8
9

Wangen-Kicks

Wirkung: Kräftigt die Wangenpartie und wirkt gegen Nasolabialfalten.

Diese Übung kann für manche extrem schwierig werden. Daher möchten wir an dieser Stelle eine kleine Aufwärmübung vorschlagen. Die musst du nur am Anfang machen. Sobald du verstanden hast, wie du den Muskel aktivierst, beginne gleich mit den Wangen-Kicks.

Aufwärmübung

1. Lege die Zeigefinger unter die Augen circa auf Höhe des Jochbeins. Öffne den Mund.
2. Ziehe die Lippen unter die Zähne.
3. Hebe die Mundwinkel und versuche mit deiner Wangenmuskulatur die Zeigefinger nach oben zu kicken. Es ist wichtig, dass die Augenmuskulatur still bleibt und nicht mithilft.

Dauer: Mache die Aufwärmübung ein paar Mal, bis du spürst, wie du mit diesem Muskel arbeitest. Anschließend kannst du mit der Übung loslegen.

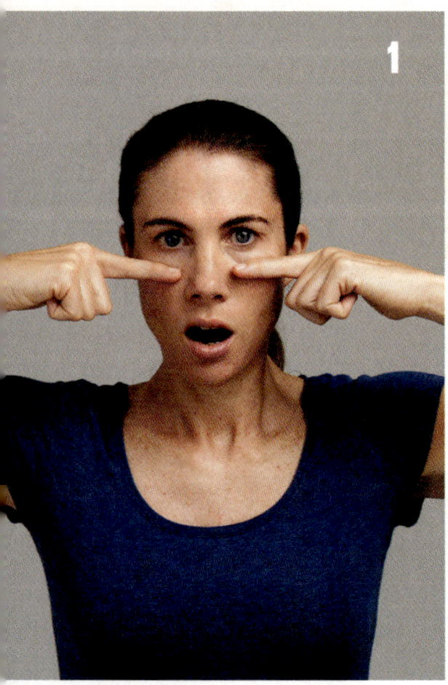

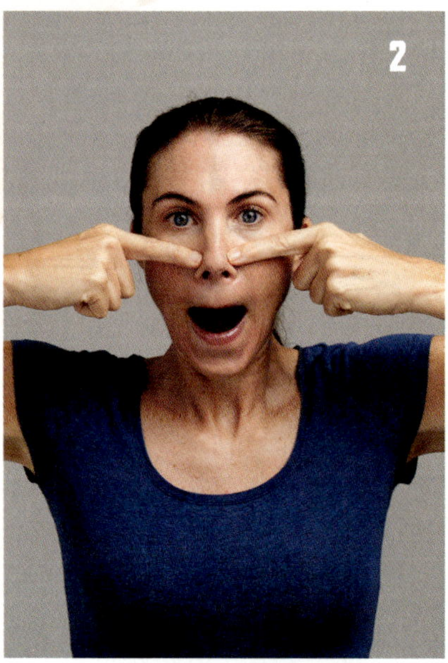

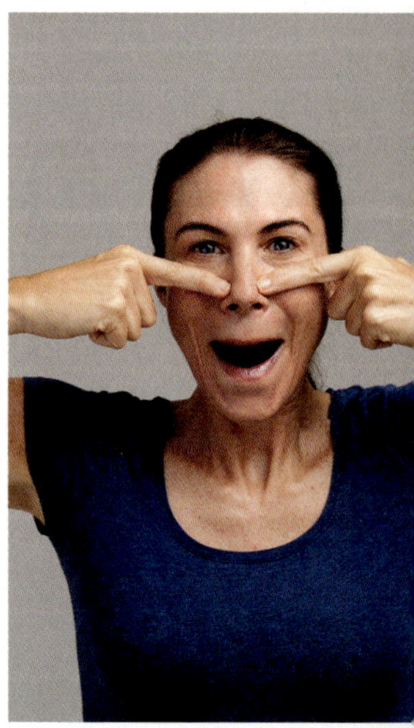

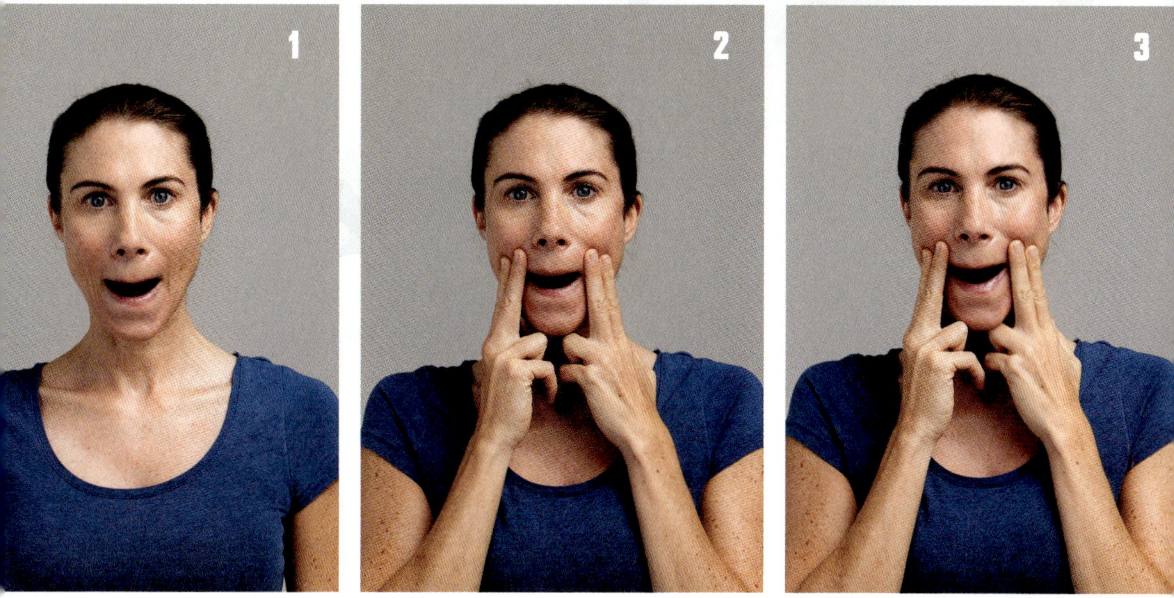

Wangen-Kicks

1. Öffne die Lippen und ziehe wieder die Lippen unter die Zähne.
2. Dann lege die Finger auf die entstandenen Falten.
3. Hebe die Mundwinkel kurz an und lasse sie wieder los (immer wieder kurz lächeln).

Wiederholungen: Führe die Übung 10-mal aus.

Hinweis: Bei den Wangen-Kicks sollte sich der unten hervorgehobene Muskel bewegen. Schau gut hin. Es ist wichtig, dranzubleiben und oft zu üben, damit der Muskel lernt, sich zu bewegen.

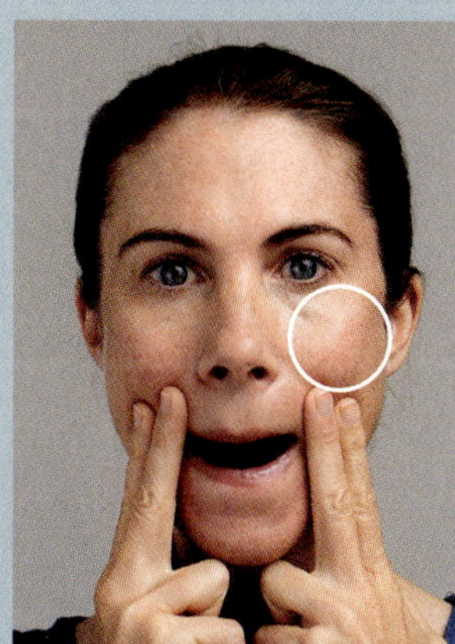

Nasenflügel-Flattern

Wirkung: Strafft die Nasenmuskulatur und erzielt eine jugendlichere und symmetrischere Nasenform.

1. Öffne den Mund und ziehe ihn in die Länge, oval und nicht rund.
2. Ziehe die Oberlippe unter die Zähne. Du solltest ein starkes Ziehen entlang beider Seiten der Nase spüren.
3. Drücke deine Zeigefinger sanft auf deine Nasenflügel.
4. Öffne jetzt gegen den Druck deiner Zeigefinger die Nasenlöcher und löse sie wieder.

Wiederholungen: Führe die Übung 20-mal aus.

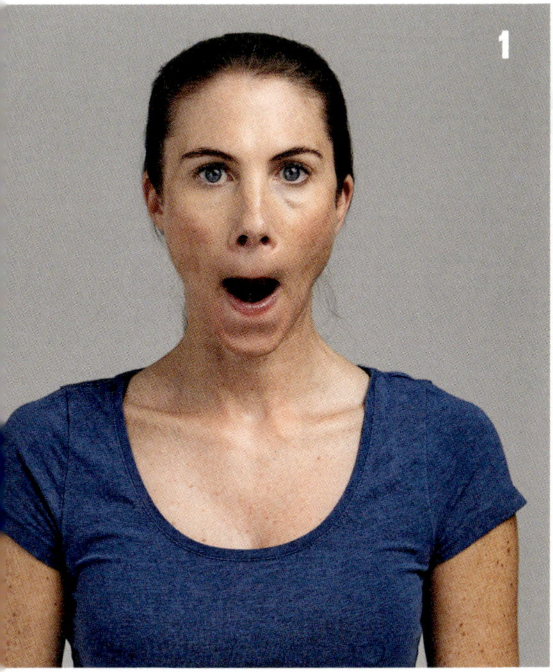
1

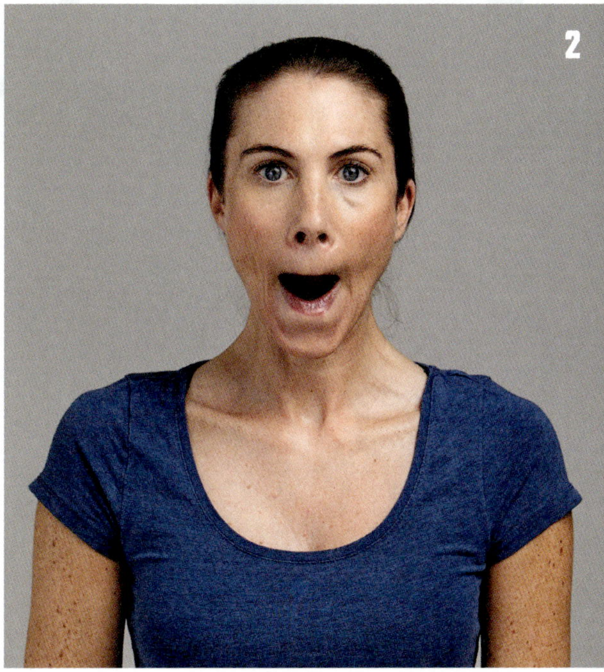
2

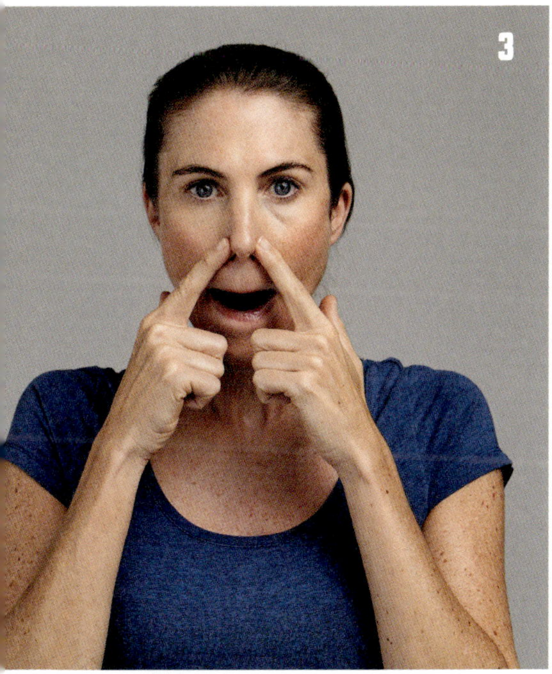
3

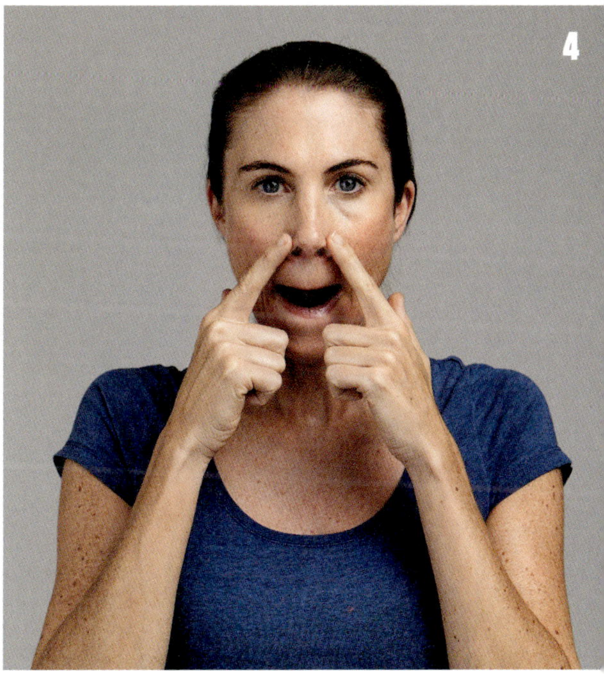
4

Zungenbeißer

Wirkung: Verbessert und festigt die Lippenkontur und vermindert die Fältchen rund um den Mund.

1. Rolle Ober- und Unterlippe unter die Zähne.
2. Schiebe deine Zunge zwischen die Lippen und beiße sanft, aber mit leichtem Druck darauf.
3. Lege dann beide Hände seitlich auf dein Gesicht und ziehe die Hände Richtung Ohren. Presse die Lippen aufeinander und halte die Position.

Dauer: Halte die Position und zähle bis 30.

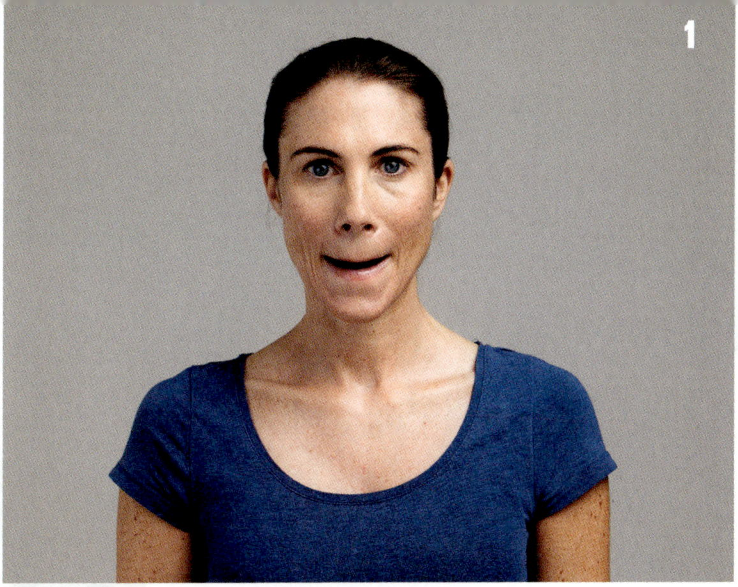
1

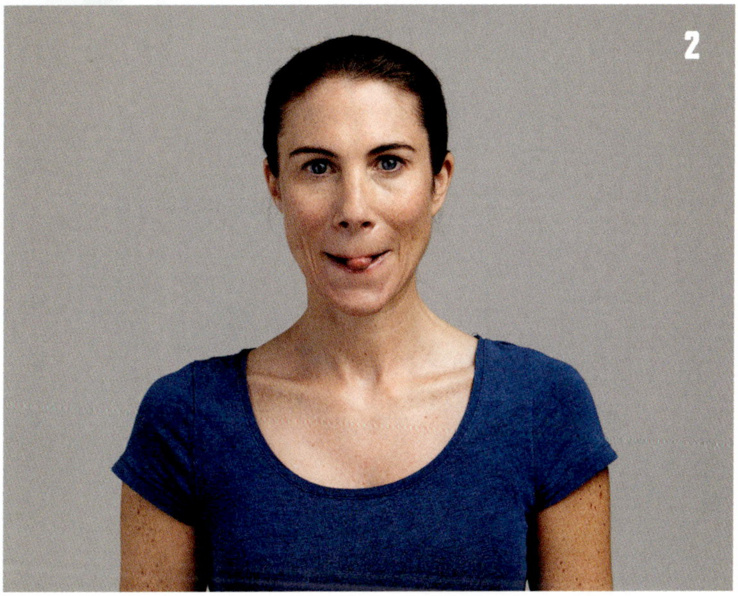
2

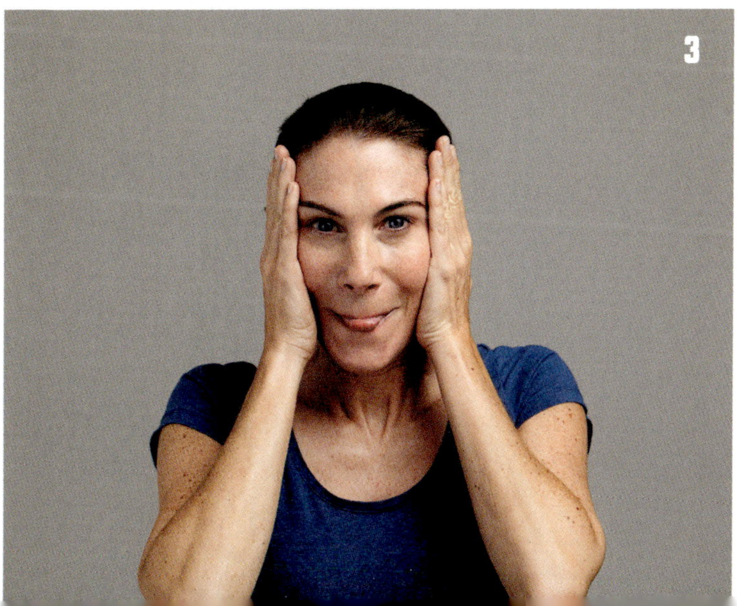
3

Der Schraubstock

Wirkung: Glättet Stirn- und Dekolletébereich und kräftigt die Halsmuskulatur.

1. Lege deine Zeigefinger an den Haaransatz. Handballen und Daumen weisen Richtung Ohren, sodass du mit den Händen deinen Kopf gut einspannen kannst. Wenn du deine Finger nicht so weit auseinanderlegen kannst, platziere sie alle am Haaransatz. Die Ellbogen sind auf der gleichen Höhe wie die Schultern. Achte darauf, dass die Schultern entspannt bleiben und du sie während der Übung nicht hochziehst.
2. Ziehe jetzt die Stirn mit den Händen nach oben. Es soll sich anfühlen, als hättest du einen ganz straffen Zopf am Hinterkopf. Drücke deine Zunge an den Gaumen. Öffne den Mund und schiebe den Unterkiefer nach vorn. Halte die Spannung kurz und löse sie wieder.

Wiederholungen: Ziehe die Stirn 10-mal hoch und senke sie wieder ab. Halte beim 11. Mal die Spannung, richte den Blick nach unten und zähle bis 20. Atme dabei ruhig und gleichmäßig.

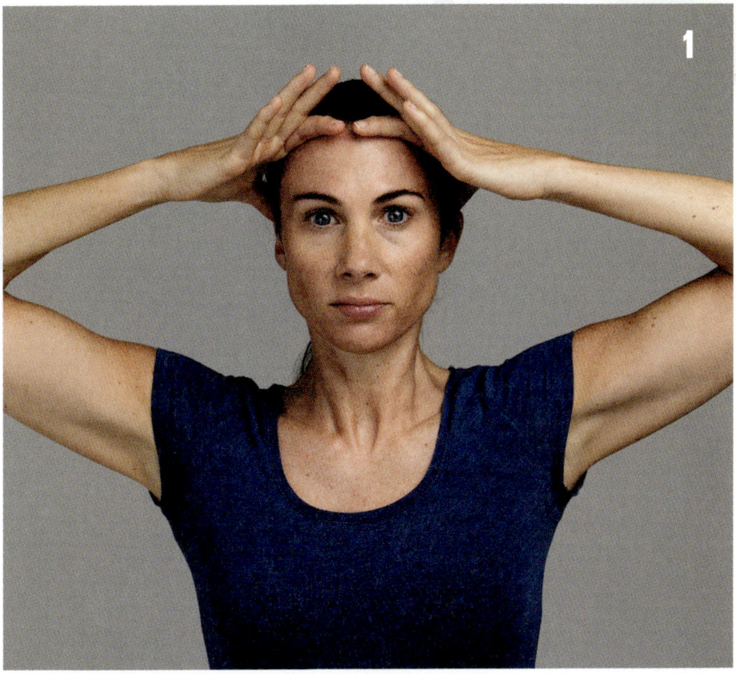
1

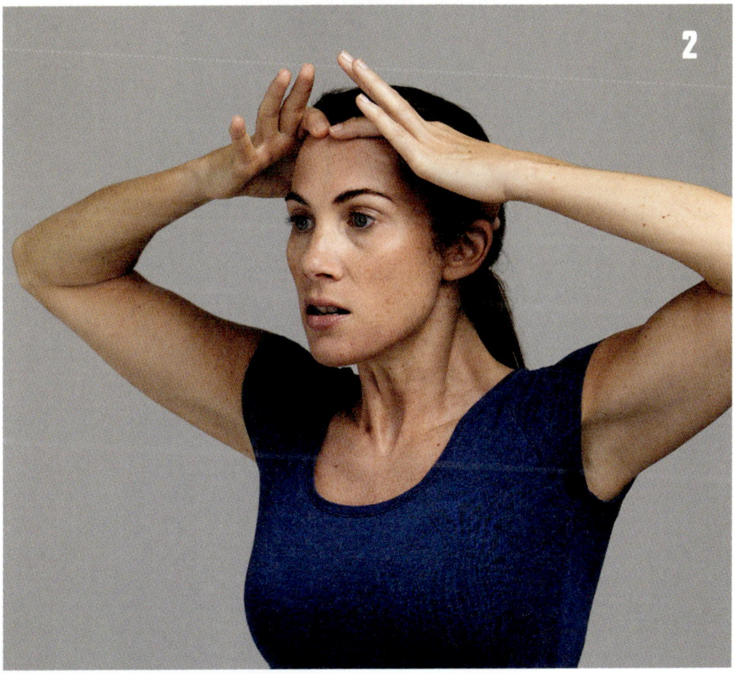
2

Der Brüllaffe

Wirkung: Kräftigt die Augenringmuskulatur und Wangenpartie. Wirkt gegen Krähenfüße, Falten zwischen den Augenbrauen und Nasolabialfalten.

1. Lege die Hände seitlich an das Gesicht.
2. Ziehe die Haut auf Höhe der Augenbrauen leicht auseinander Richtung Schläfen. Es ist wichtig, dass die Spannung von den Fingern gut gehalten wird, setze alle Finger ein.
3. Bilde mit deinen Lippen ein »O« und erhöhe dabei die Lippenspannung. Ziehe die Oberlippe unter die Zähne und den Mund oval und in die Länge, nicht rund machen. Du solltest ein starkes Ziehen auf beiden Seiten entlang der Nase spüren.
4. Halte den Mund in dieser Position. Hebe nun langsam die Augenbrauen und senke sie wieder kontrolliert. 10-mal wiederholen.
5. Die Hände bleiben, wo sie sind. Vielleicht musst du die Haut etwas nachspannen. Auch der Mund bleibt in der gleichen Position.
6. Erhöhe die Frequenz der Augenbrauenbewegungen, hebe und senke sie, so schnell du kannst. 20-mal wiederholen.

Dauer: Führe die Übung 30 Sekunden lang aus.

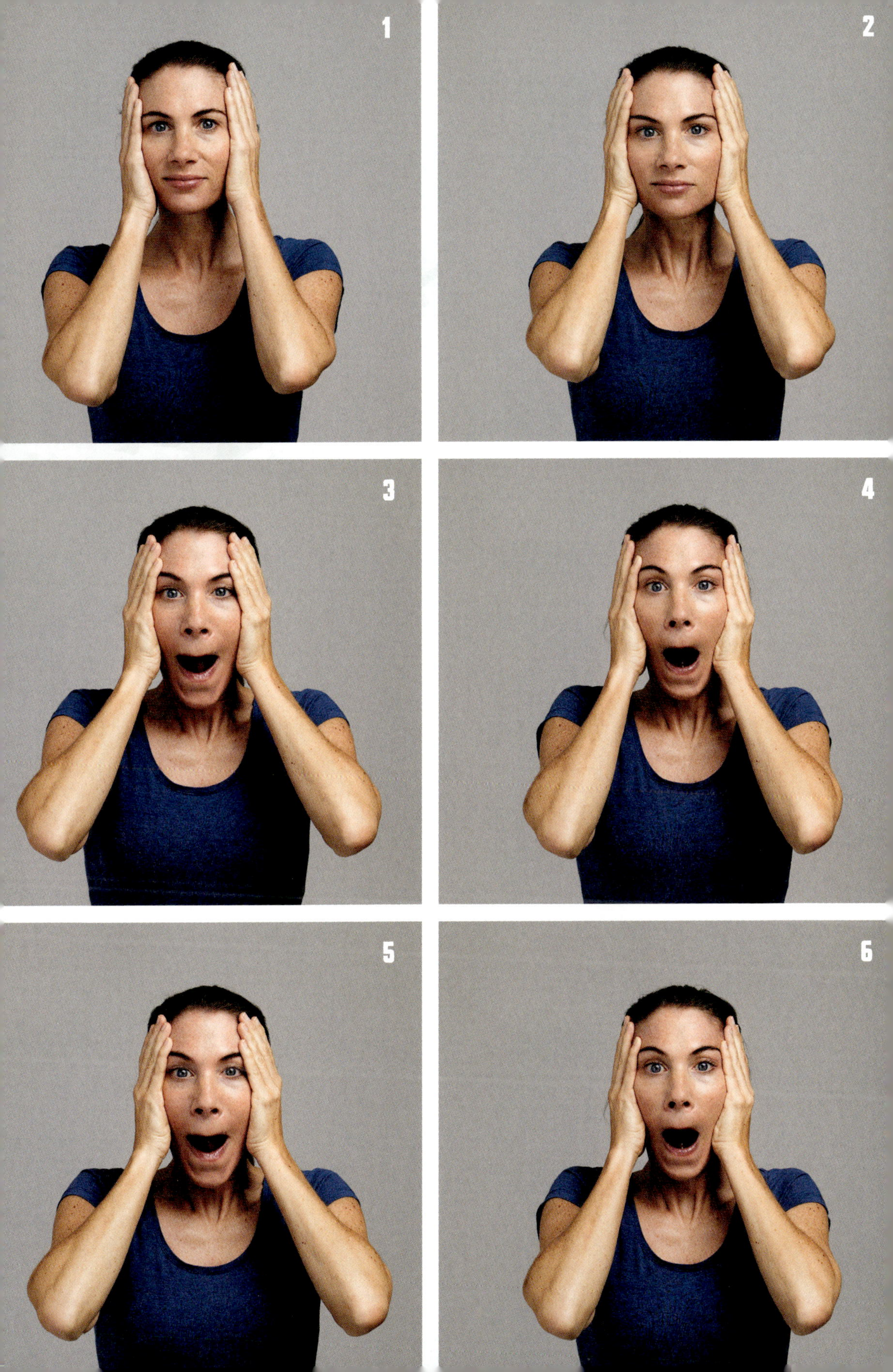
1
2
3
4
5
6

Saure Zitrone

Wirkung: Verbessert und festigt die Lippenkontur und Augenringmuskulatur, vermindert die Fältchen rund um den Mund. Wirkt auch gegen absinkende Augenlider und geschwollene Unterlider.

1. Lege Mittel- und Zeigefinger auf die Mundwinkel.
2. Ziehe die Lippen mit den Fingern auseinander.
3. Presse Oberlippe und die Unterlippe fest aufeinander. Die Lippen sollten sichtbar bleiben. Lasse ein kleines Loch in der Mitte offen, etwa so groß wie für einen Strohhalm. Achte auch darauf, dass bei dieser Übung keine senkrechten Falten über der Oberlippe entstehen.
4. Hebe die Unterlider so weit wie möglich, sodass nur noch ein kleiner Schlitz zwischen den Augenlidern bleibt. Hebe und senke dein Unterlid, während du die Lippenspannung hältst.

Wiederholungen: Hebe die Augenlider 10-mal, halte die Position beim 11. Mal und zähle bis 20.

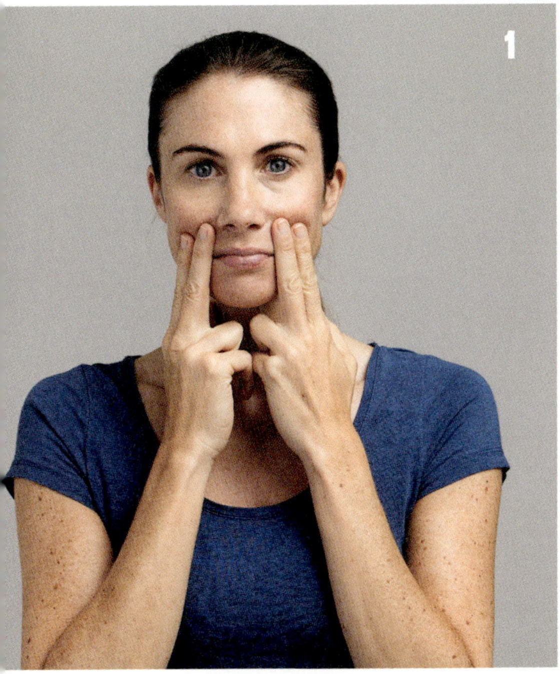
1

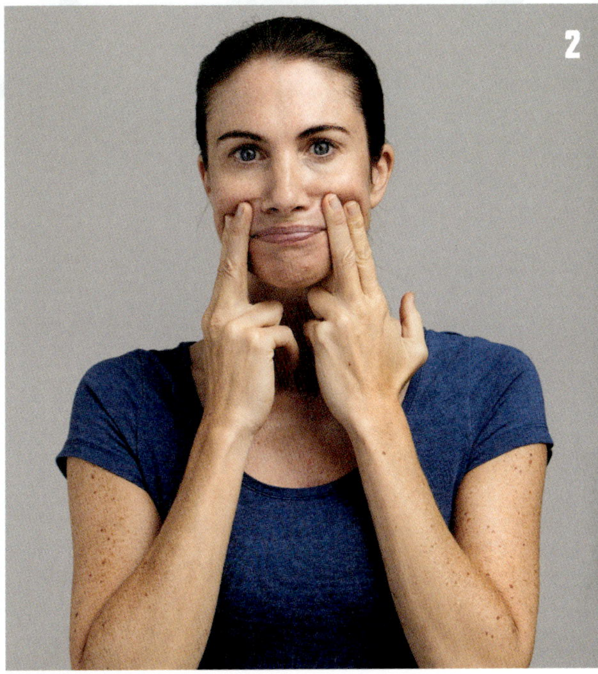
2

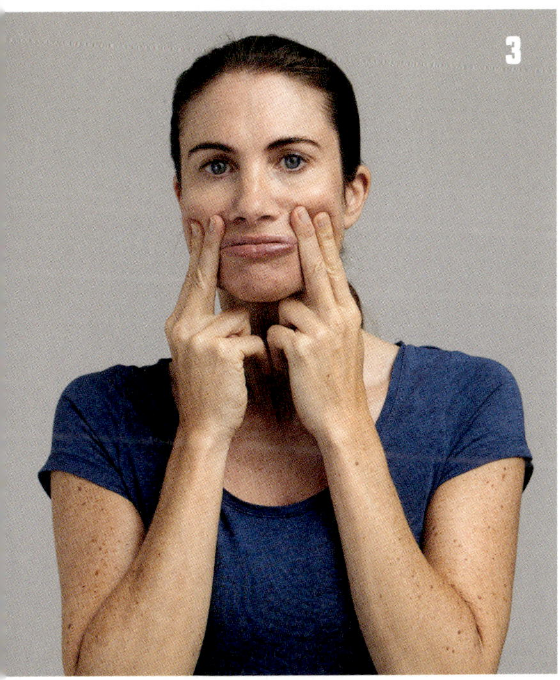
3

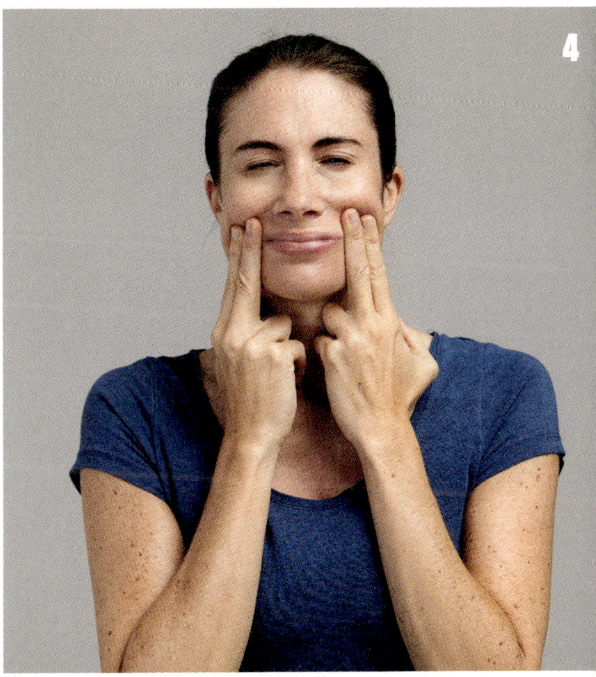
4

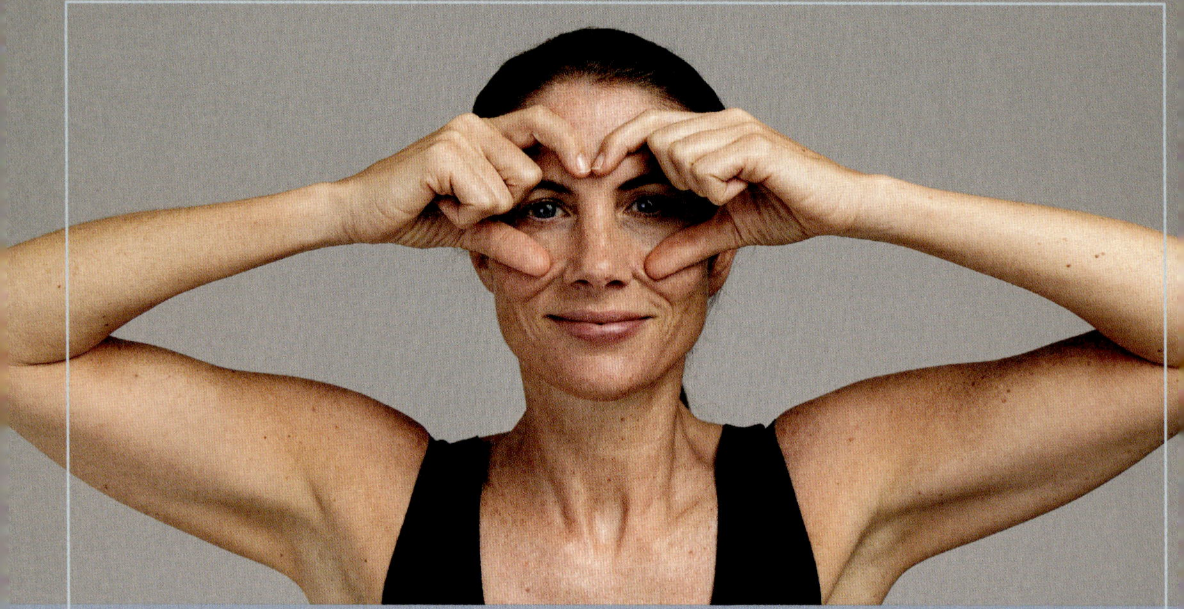

Dein persönliches Workout

Übungen für Problemzonen

Gratulation, du hast die sieben Wochen sehr gut durchgehalten! Deine Gesichtsmuskeln sind aktiviert und gut aufgebaut. Ab jetzt brauchst du die Übungen nur noch fünfmal in der Woche und einmal am Tag zu machen. Die restlichen zwei Tage kannst du dich mit den unterschiedlichsten Massagen (ab Seite 144) verwöhnen.

Jetzt geht es darum, dass du dir ein ganz persönliches Workout zusammenstellst. Sicher gibt es unter den bisherigen Übungen solche, die du sehr gern machst, und andere, die dir weniger gut gefallen haben. Bei den unangenehmen Übungen ist es wichtig, dass du dich ehrlich fragst, ob du sie nicht magst, weil sie zu schwer sind, oder ob du sie vielleicht wirklich nicht brauchst. Wenn sie dir zu schwer sind, versuche sie weiter unter die Übungen zu mischen, die du gern hast. Für den Fall, dass du jetzt erst einsteigst, empfehlen wir dir, dass du die Übungen zweimal am Tag für vier Wochen machst und anschließend einmal am Tag an fünf Tagen pro Woche.

Workout für eine glatte Stirn: Für einen freundlichen Blick

Du suchst für einen Bereich in deinem Gesicht, mit dem du nicht zufrieden bist, noch mehr Übungen? In den Trainingsplänen für bestimmte Problemzonen findest du weitere Vorschläge, die du in dein persönliches Workout aufnehmen kannst.

Das »Stirnrunzeln« begleitet uns bewusst oder unbewusst durch viele Lebenslagen, sei es, wenn wir am Computer arbeiten, unsere Wimpern tuschen, ohne Sonnenbrille lesen oder Auto fahren. Die sogenannte Zornesfalte prägt sich besonders tief ein und lässt unser Gesicht alt und grimmig erscheinen.

Folgende Übungen kräftigen die Stirnmuskulatur und die Falten zwischen den Augenbrauen werden geglättet. Ein weiterer Vorteil dieser Übungen ist, dass das Training mit den Augenbrauen das Absinken der oberen Lider vermindert.

Übung	Schwierigkeitsgrad	Dauer	Seite
Kopfhaut mobilisieren		30 Sek.	118
Stirnlifting		1 Min.	80
Stirn modellieren		1 Min.	90
Augenbrauen-Jumps		40 Sek.	102
Stirn-Boxing		10 Sek.	120

Kopfhaut mobilisieren

Wirkung: Aktiviert und massiert die Kopfhaut und entspannt die Stirnmuskulatur.

1. Verschränke deine Finger und lege sie mit den Handflächen nach unten auf die Krone deines Kopfes.
2. Bewege die Handflächen mit festem Druck hin und her. 10-mal wiederholen.
3. Bewege die Handflächen mit festem Druck vor und zurück. 10-mal wiederholen.
4. Lege die Handflächen auf die Stirn und bewege sie vor und zurück. 10-mal wiederholen.

Dauer: Führe die Übung etwa 1 Minute lang aus.

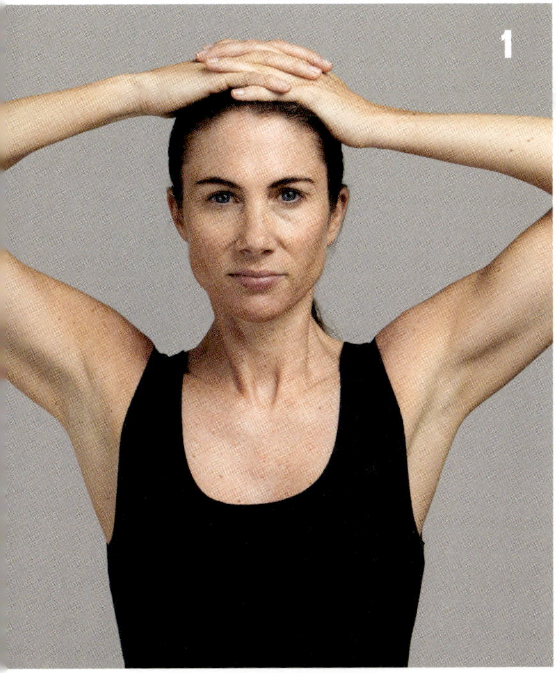
1

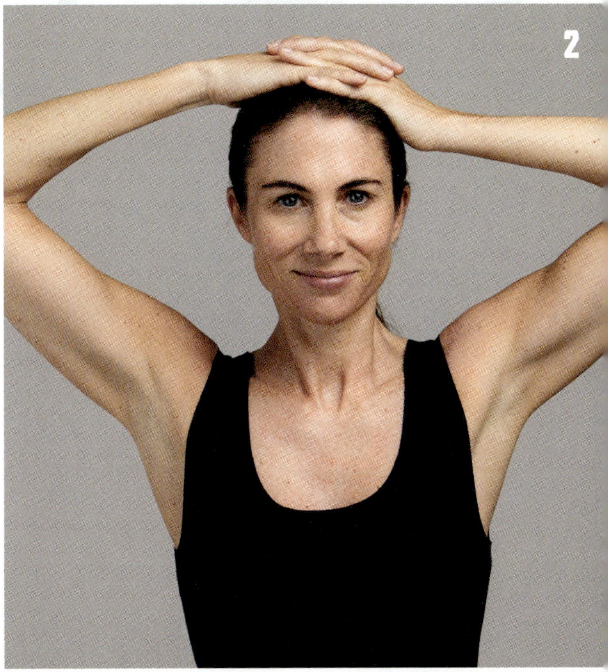
2

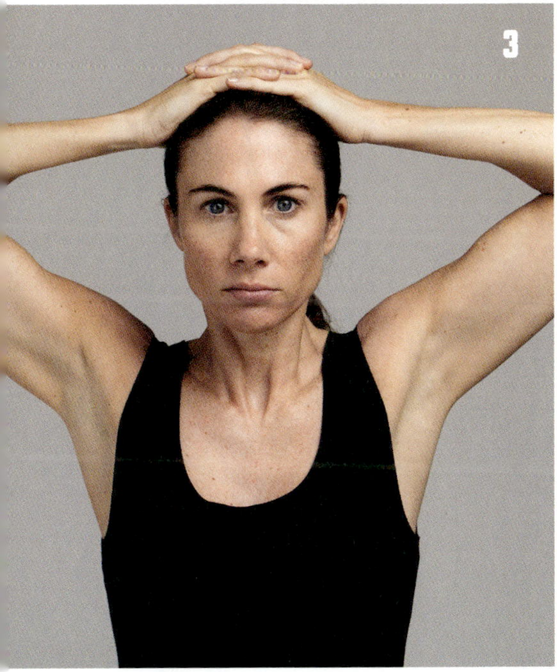
3

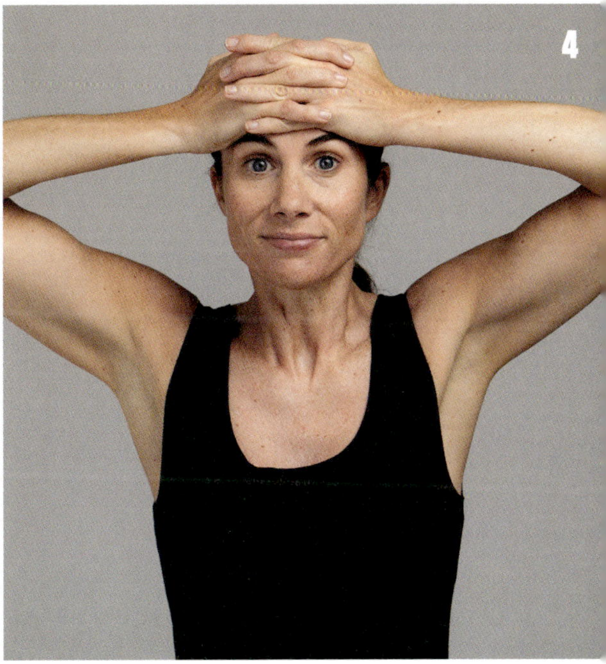
4

Stirn-Boxing

Wirkung: Löst Verspannungen im Stirnbereich, um Falten vorzubeugen.

1. Forme mit deinen Hände Fäuste und lege die Mittelfingerknochen auf die Mitte der Stirn.
2. Fahre nun mit einem Druck, der für dich angenehm ist, entlang der Stirn bis zu den Schläfen.

Wiederholungen: Führe die Übung 3-mal aus.

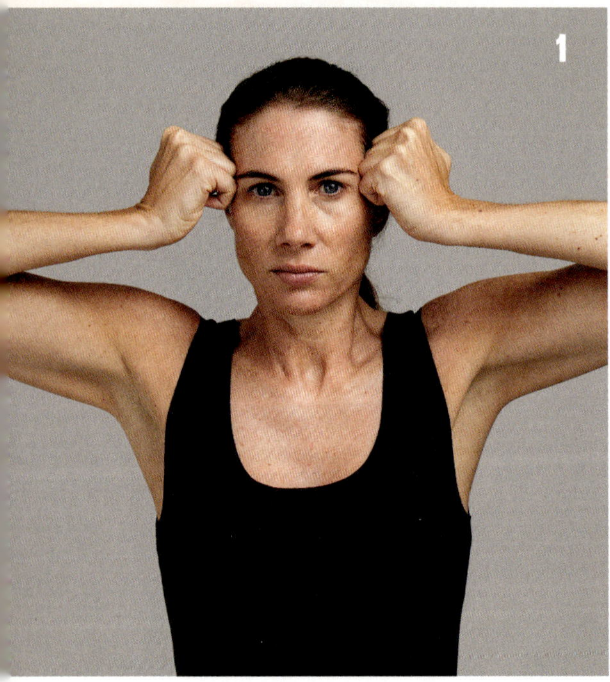

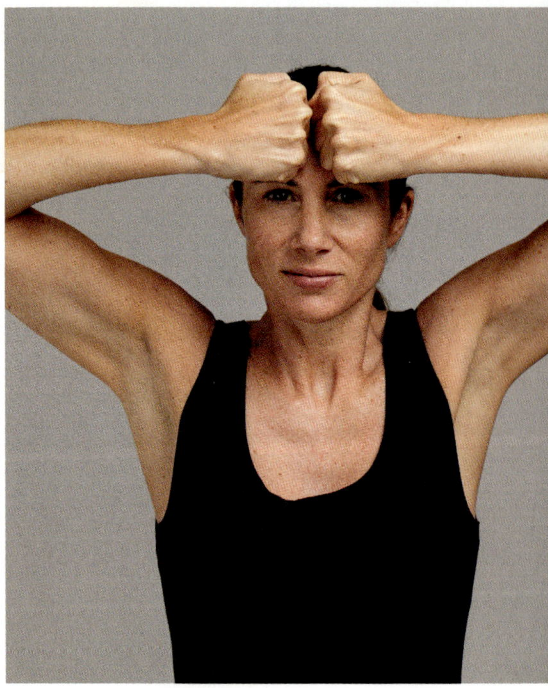

Workout für einen strahlenden Blick: Lasse Augenringe, fallende Augenlider und Krähenfüße verschwinden!

Im Unterschied zu anderen Bereichen im Gesicht ist die Haut rund um die Augen sehr dünn und kommt im Alltag sehr oft zum Einsatz, zum Beispiel beim Lächeln oder Blinzeln. Das führt zu Trockenheit und Fältchen. Auch treten mit dem Alter Schwellungen und dunkle Ringe auf. Und dann kommt die Schwerkraft noch dazu und lässt die Oberlider hängen und unsere Augen klein und schläfrig aussehen.

Es ist daher wichtig, dass wir die Augenpartie gut pflegen und natürlich mit den richtigen Übungen trainieren.

Tipp: Berühre die Haut bei den Übungen sanft und mit weniger Druck, als du es vielleicht von den anderen Übungen gewohnt bist.

Übung	Schwierigkeitsgrad	Dauer	Seite
Herz-Blick	2	30 Sek.	122
Unterlid-Klimmzüge	1	30 Sek.	82
Augenlifting	1	20 Sek.	124
Brille	2	20 Sek.	126
Himmelsgucker	3	30 Sek.	100
Oberlid-Push-up	2	15 Sek.	92

Herz-Blick

Wirkung: Festigt den Augenringmuskel. Wirkt auch gegen hängende Oberlider.

1. Forme mit deinen Fingern ein großes Herz um deine Augen. Dazu lege deine Zeigefinger in einem Bogen über deine Augenlider und die Rückseite der Daumen unter die Augen. So stabilisierst du die Haut dort, damit während der Übung keine Falten entstehen.
2. Spanne dein Unterlid fest an und schließe dann deine Augen.
3. Blicke dann mit geschlossenen Augen nach oben und halte die Position.

Dauer: Halte die Position und zähle bis 30.

Hinweis: Mache diese Übung auf jeden Fall zu Hause, denn anschließend sieht man eine kurze Zeit lang unscharf.

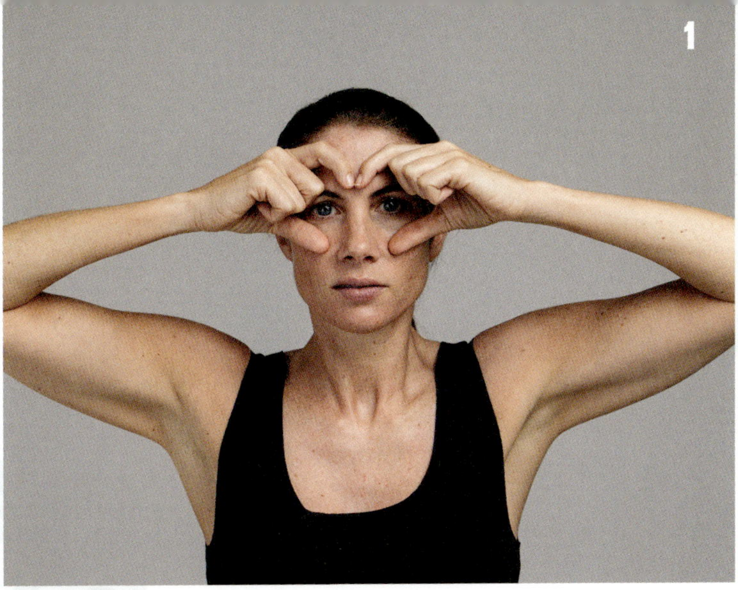
1

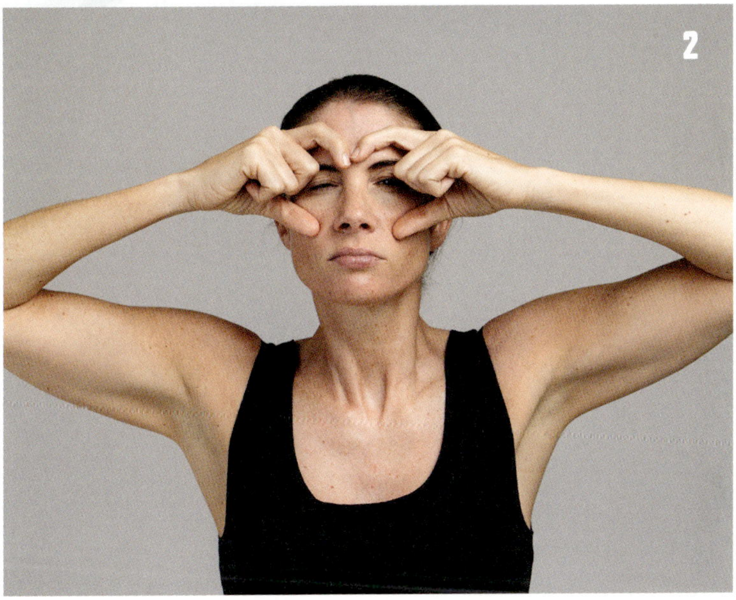
2

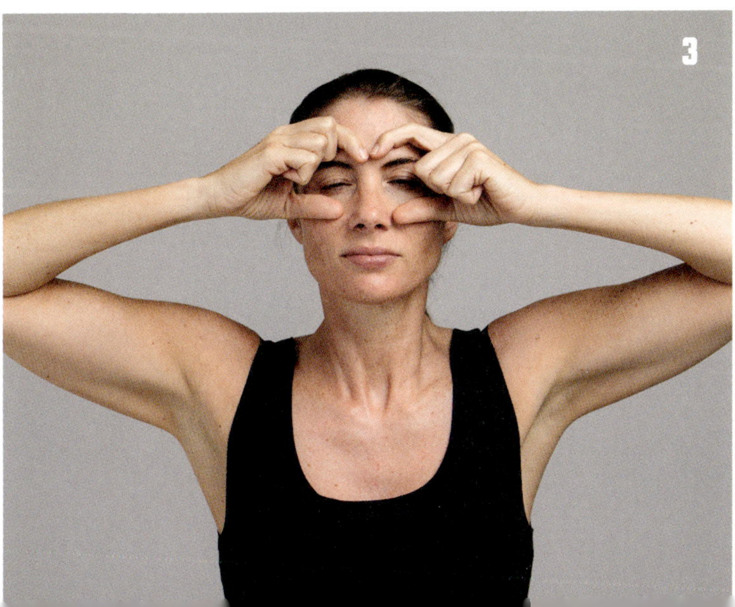
3

Augenlifting

Wirkung: Strafft die kleinen Augenfalten auf Höhe der Schläfen.

1. Lege deine Daumen hinter deine Ohren. Die Fingerkuppen der Daumen liegen stabil auf.
2. Positioniere die anderen Finger flach auf den Schläfen.
3. Ziehe die Finger und die Gesichtshaut nun Richtung Ohren, sodass die Haut gestrafft wird. Wenn du mit den Fingern bei den Ohren angekommen bist, halte die Position und zähle bis fünf.

Wiederholungen: Führe die Übung 3-mal aus.

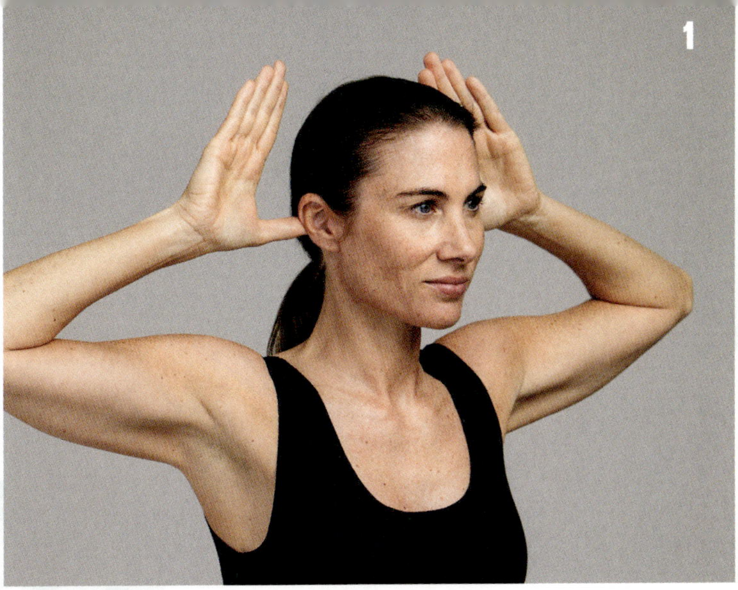
1

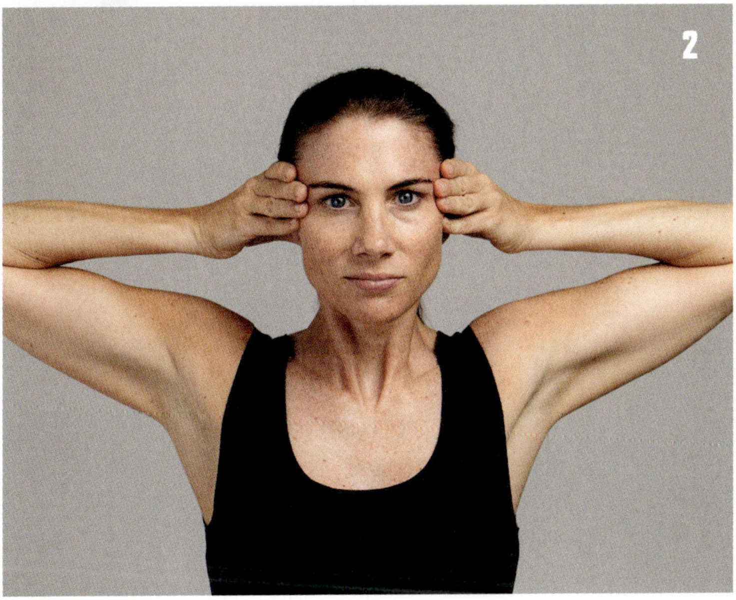
2

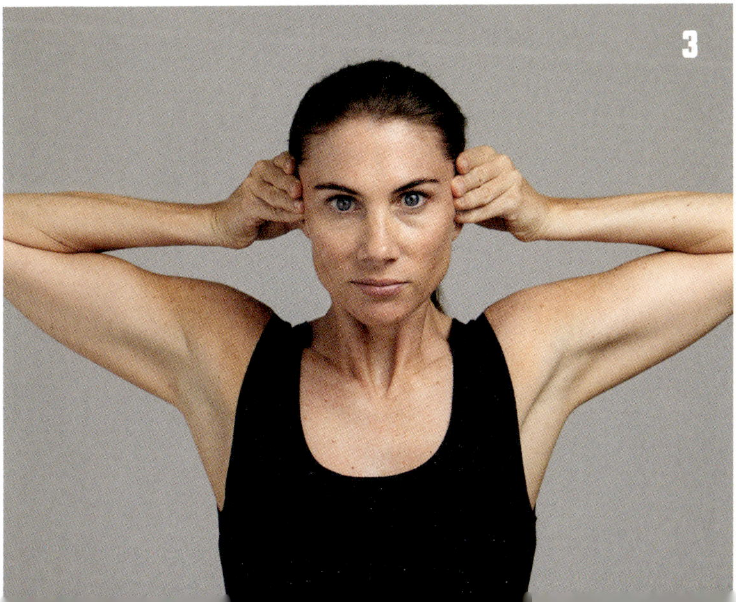
3

Brille

Wirkung: Festigt und stärkt die Augenmuskulatur, sodass Schwellungen und Augenringe reduziert werden.

1. Lege Zeigefinger und Daumen wie eine Brille um deine Augen. Die Zeigefinger liegen flach auf den Augenbrauen.
2. Ziehe mit den Zeigefingern die Augenbrauen leicht nach oben. Schließe nun mit den Oberlidern die Augen, aber halte fest mit den Zeigefingern dagegen. Die Zeigerfinger sollten so viel Kraft aufwenden, dass sich deine Oberlider wirklich anstrengen müssen!

Wiederholungen: Führe die Übung 10-mal aus.

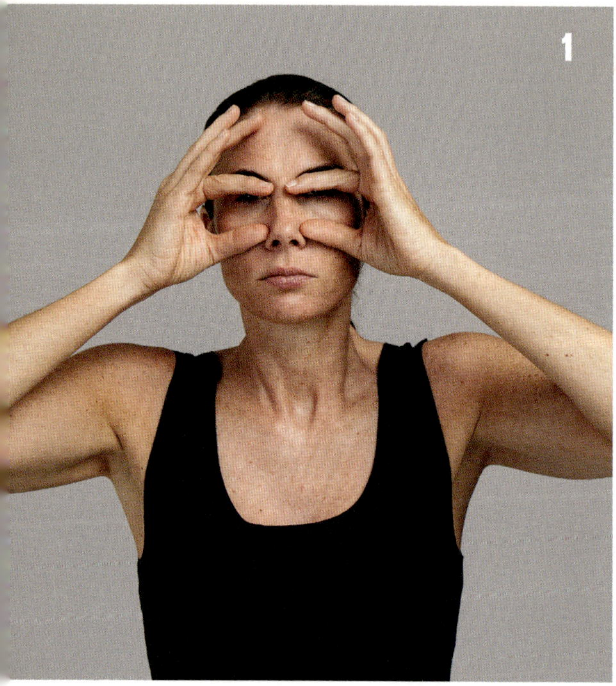

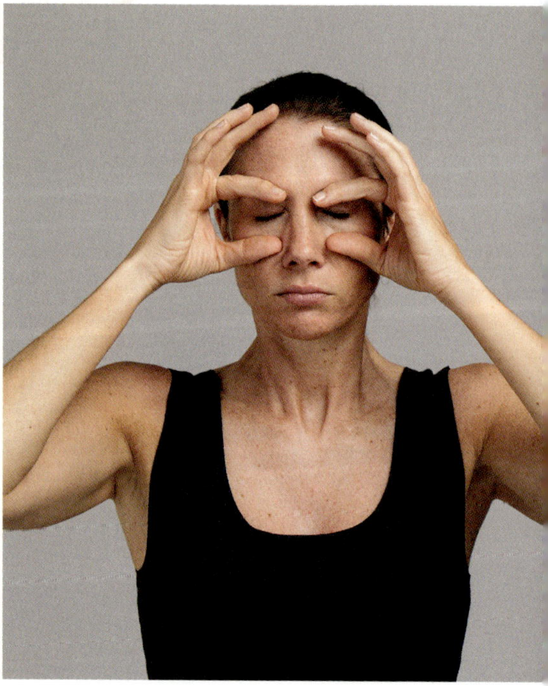

Workout für ein jugendliches Aussehen: Gegen Hängebacken und Nasolabialfalten

Die Schwerkraft macht auch bei unseren Wangen nicht halt. Vor allem die Nasolabialfalten lassen unser Gesicht alt erscheinen. Wenn wir jung sind, zeigen sich diese Falten nur ganz kurz an den Seiten des Mundes. Je älter wir werden, desto mehr erschlaffen die Wangenmuskeln und unsere Nasolabialfalten, die manchmal auch als Lachfalten bezeichnet werden, vertiefen und verlängern sich. Die folgenden Übungen heben die Wangenmuskeln an und dehnen die Linien von innen heraus.

Übung	Schwierigkeitsgrad	Dauer	Seite
Wangenlifting	🏋🏋	30 Sek.	128
Luftballon	🏋	30 Sek.	130
Wangen-Kicks	🏋🏋🏋	20 Sek.	104

Wangenlifting

Wirkung: Stärkt die Wangenpartie, glättet und verkürzt die Nasolabialfalten.

1. Lege die Handflächen rund um das Gesicht und ziehe die Haut nach hinten und oben.
2. Bilde mit deinen Lippen ein »O« und erhöhe dabei die Lippenspannung.
3. Ziehe die Oberlippe unter die Zähne. Spüre ein starkes Ziehen auf beiden Seiten der Nase. Ziehe den Mund oval in die Länge.

Wiederholungen: Halte die Übung und zähle bis 30.

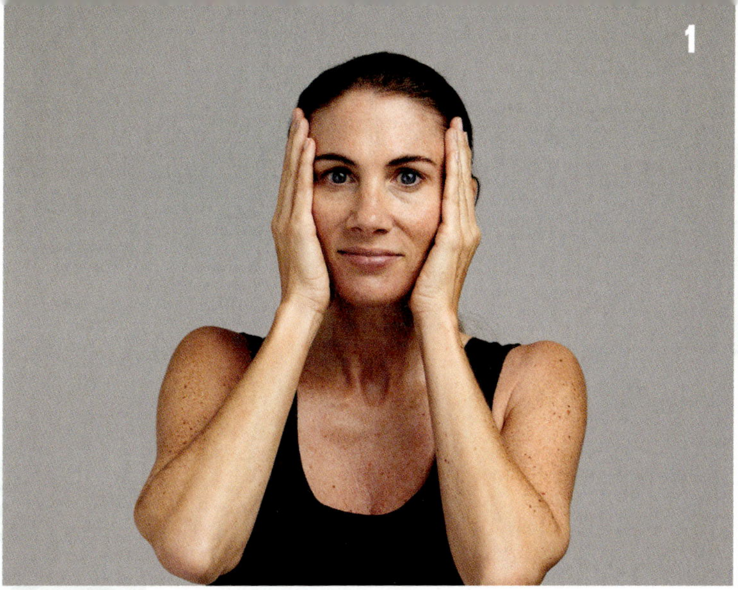
1

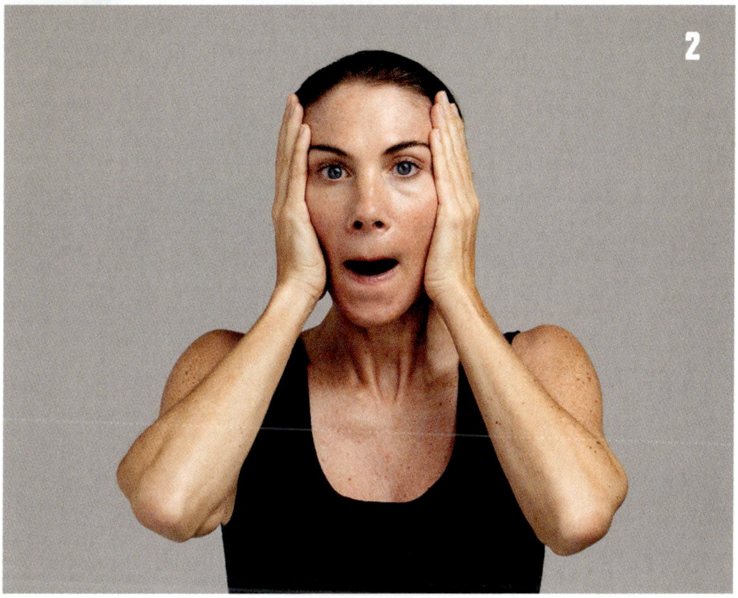
2

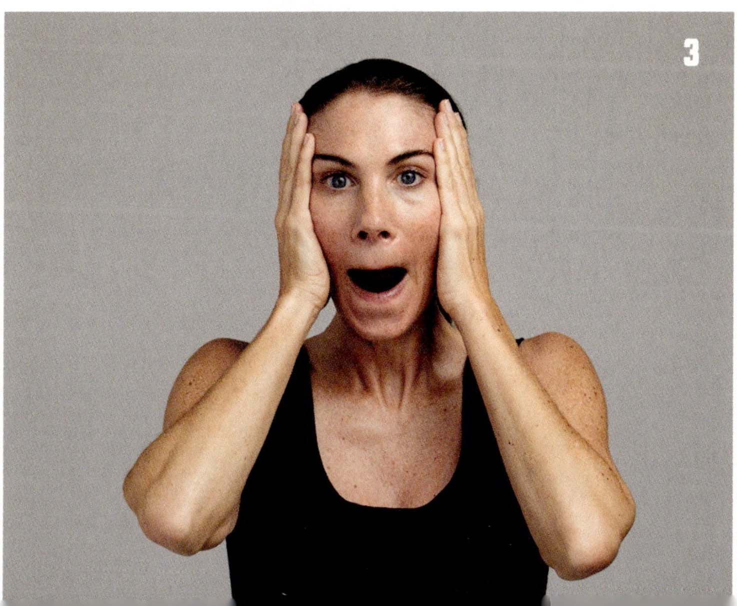
3

Luftballon

Wirkung: Glättet und verkürzt die Nasolabialfalten.

1. Schließe deine Lippen.
2. Blase jetzt deinen Mund auf.
3. Schiebe die Luft in die Oberlippe.
4. Dann schiebe sie zur Seite in die linke Wange.
5. Schiebe die Luft nun in die Unterlippe.
6. Und schließlich in die rechte Wange.

Wiederholungen: Führe in jede Richtung 3 Kreise aus.

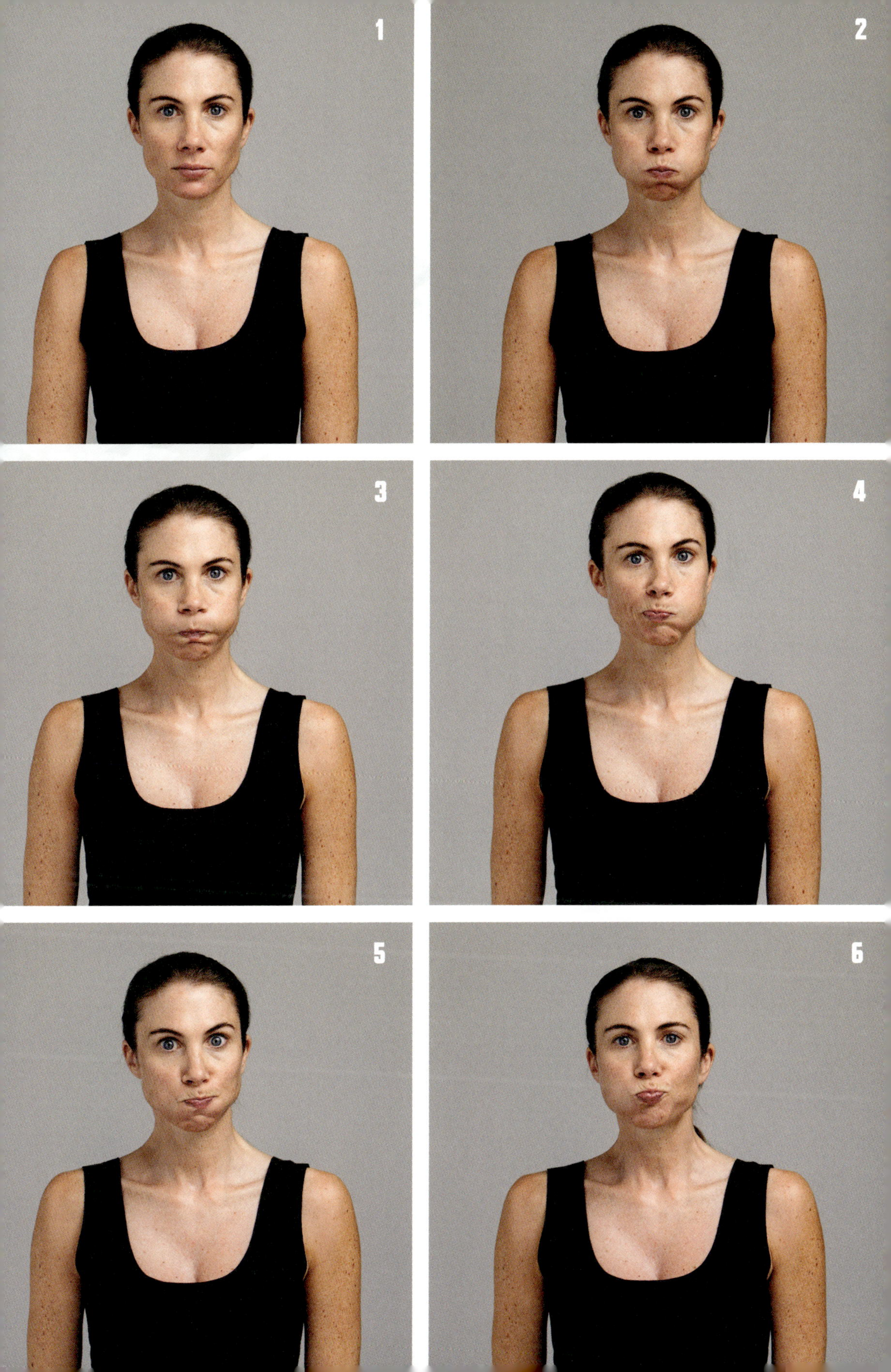
1
2
3
4
5
6

Workout für volle Lippen: Festige die Mundpartie für eine positive Ausstrahlung

Je älter wir werden, desto schmaler werden unsere Lippen. Auch entstehen mit dem Alter vertikale Falten, die von der Oberlippe bis zur Nase verlaufen.

Die folgenden Übungen verbessern und festigen die Lippenkontur, vermindern die Fältchen rund um den Mund und helfen, die Mundwinkel wieder zu heben.

Ein ganz wesentlicher Punkt für viele Frauen und Männer ist auch, dass sie aufgrund der hängenden Mundwinkel sehr ernst und traurig aussehen, obwohl sie das gar nicht sind. Diese Übungen unterstützen dich dabei, dein freundliches Aussehen wiederzubekommen.

Übung	Schwierigkeitsgrad	Dauer	Seite
Lippen-Booster		30 Sek.	96
Zungenbeißer		30 Sek.	108
Pferdeschnauben		30 Sek.	133
Mundwinkel-Push-up		20 Sek.	134

Das Pferdeschnauben

Wirkung: Polstert die Lippen auf.

1. Lege Ober- und Unterlippe entspannt aufeinander.
2. Atme ein und durch den Mund wieder aus, dabei lasse deine Lippen vibrieren und flattern.

Dauer: Führe die Übung 30 Sekunden lang aus.

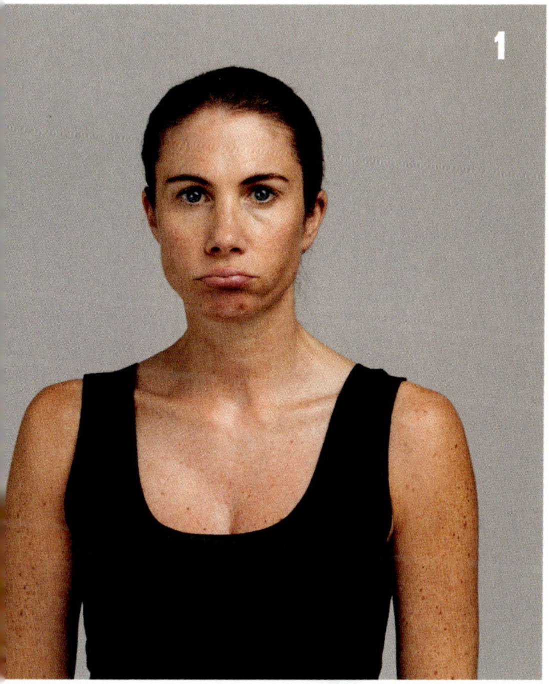

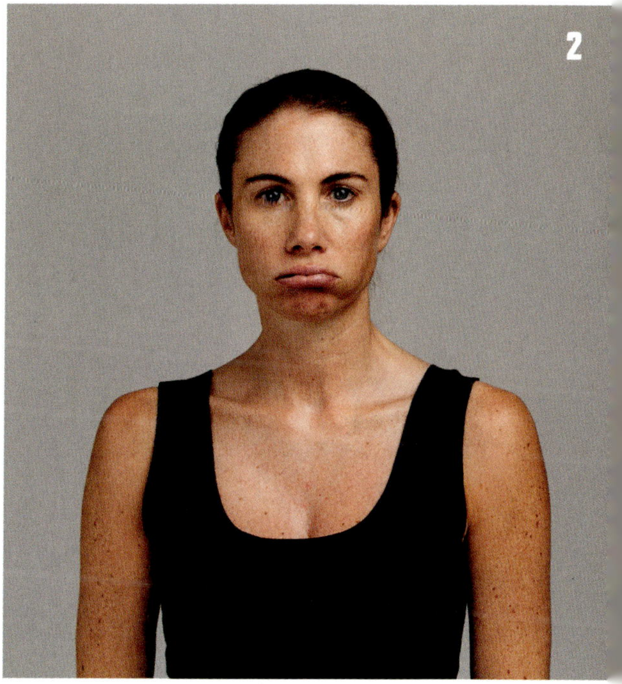

Mundwinkel-Push-ups

Wirkung: Stärkt die Muskeln rund um die Lippen. Hebt die Mundwinkel an.

1. Lächle mit geschlossenen Lippen.
2. Lege Zeige- und Mittelfinger auf die entstandenen Falten.
3. Jetzt hebe die Mundwinkel noch ein Stück weiter hoch. Löse die Bewegung wieder. Diese kleinen Lifts sollen so schnell wie möglich gemacht werden.

Wiederholung: Hebe und senke 10-mal.

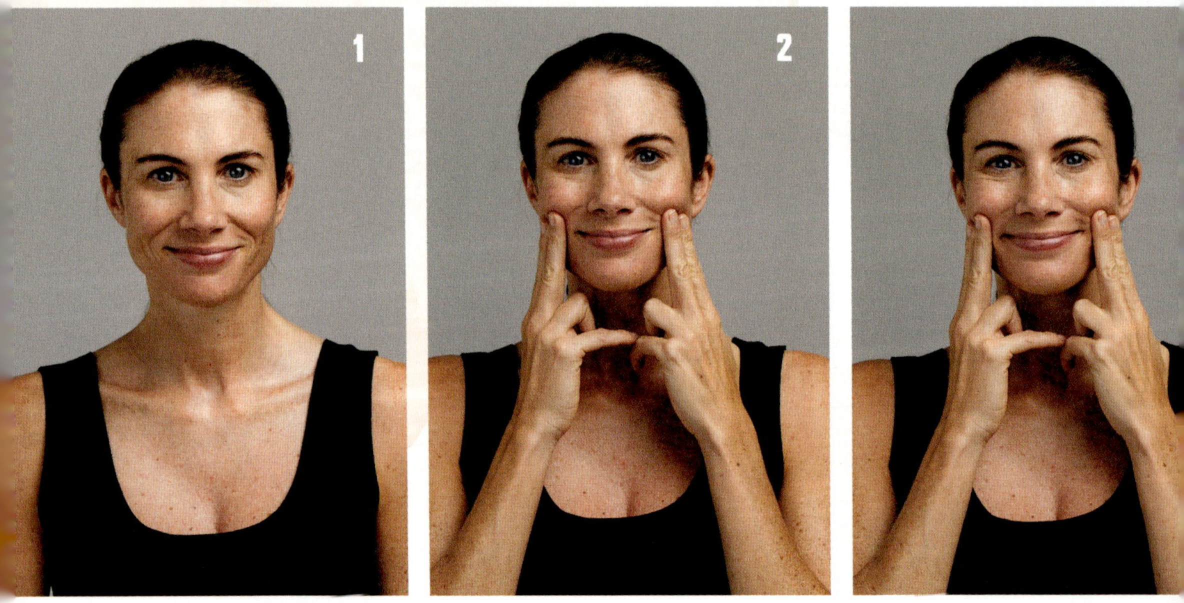

Workout für einen straffen Hals: Verabschiede dich von deinem Doppelkinn!

Ein Doppelkinn kann einerseits durch überschüssiges Fettgewebe oder aber auch durch überschüssige Haut entstehen. Zweiteres entsteht im Laufe der Jahre oder durch Gewichtsverlust. Mit folgenden Übungen verlangsamst du den Alterungsprozess. Hals- und Nackenmuskulatur werden gestärkt und wackelnde Haut gestrafft. Damit reduzierst oder verhinderst du das ungewünschte Doppelkinn.

Übung	Schwierigkeitsgrad	Dauer	Seite
Fisch	⊣⊢ ⊣⊢ ⊣⊢	30 Sek.	136
Der Denker	⊣⊢	30 Sek.	86
Zungenpresser	⊣⊢	30 Sek.	138
Frosch	⊣⊢	30 Sek.	139

Fisch

Wirkung: Stärkt den Wangen- und Dekolletébereich und streckt den Hals.

1. Öffne den Mund, ziehe die Lippen hinter die Zähne und lächle. Ziehe die Mundwinkel so weit wie möglich zurück.
2. Lege die Zeigerfinger und Mittelfinger mit leichtem Druck auf die entstandenen Falten.
3. Neige den Kopf leicht nach hinten.
4. Öffne nun weit den Mund.
5. Kehre zurück in die Ausgangsposition.

Wiederholungen: Führe die Übung 10-mal aus.

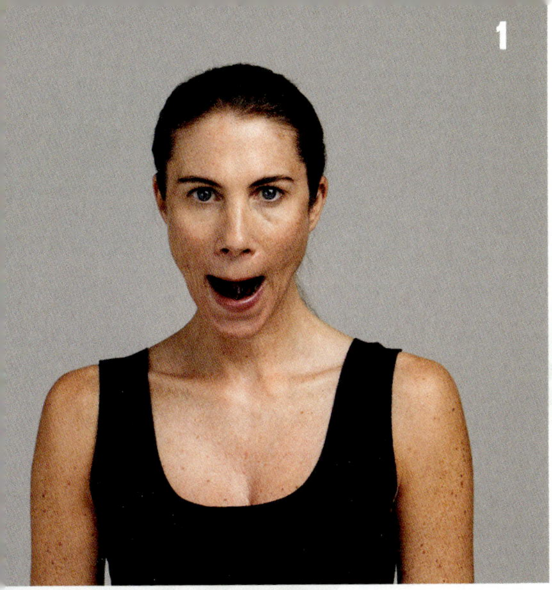
1

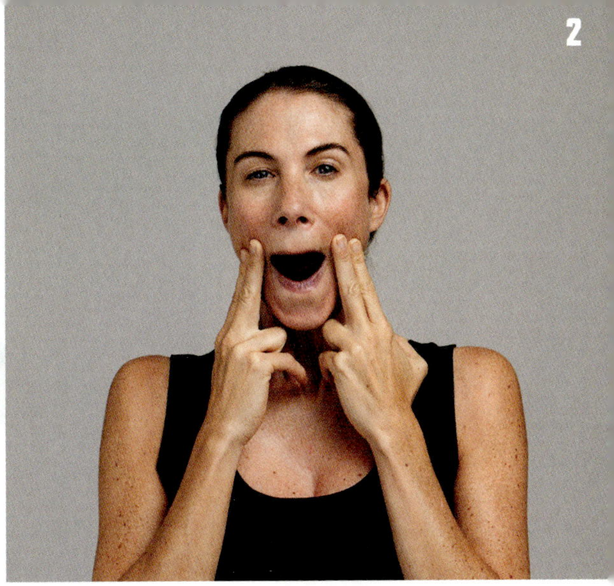
2

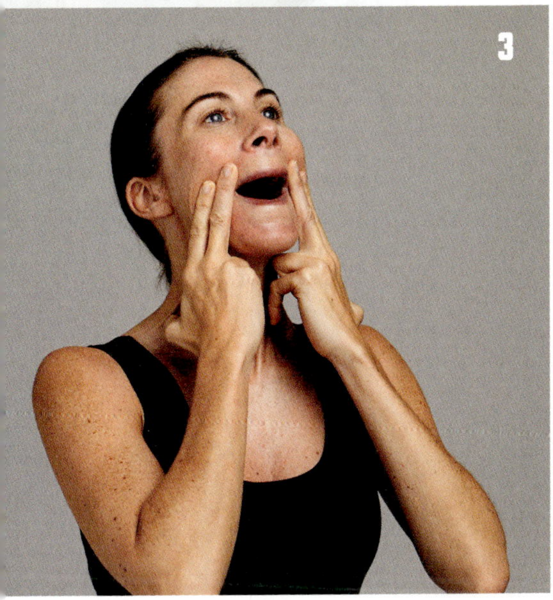
3

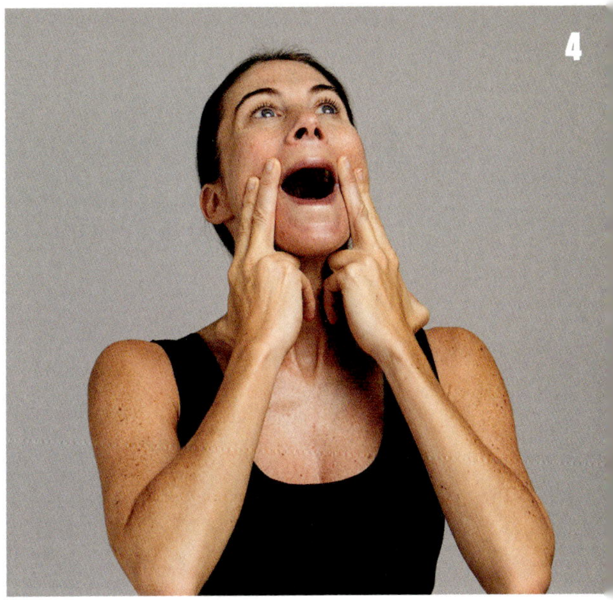
4

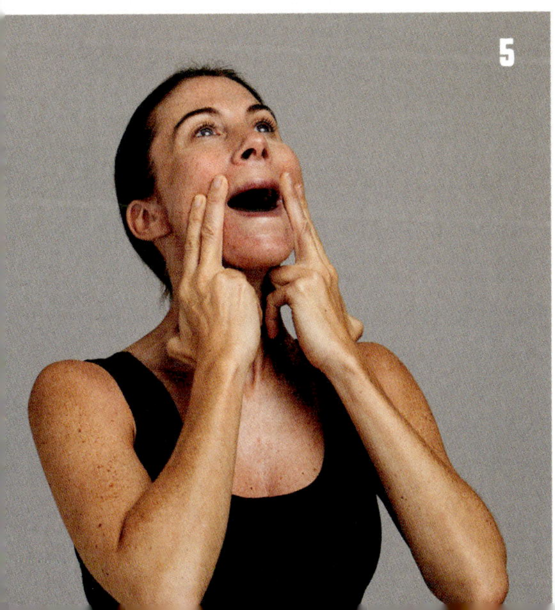
5

Zungenpresser

Wirkung: Stärkt und streckt die Halsmuskulatur, vermindert das Doppelkinn.

1. Lege deine Handfläche auf die Stirn.
2. Presse die Zunge gegen den Gaumen. Öffne den Mund leicht.
3. Schiebe den Unterkiefer nach vorn.

Dauer: Halte die Übung 30 Sekunden lang.

Hinweis: Verwende einmal die rechte und einmal die linke Handfläche, damit du diese Übung nicht immer einseitig trainierst.

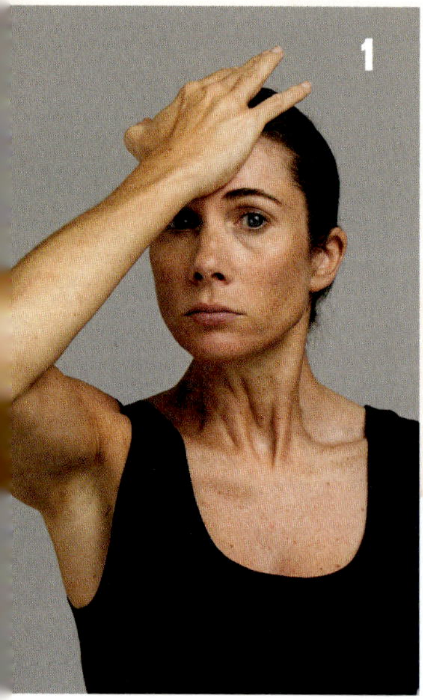

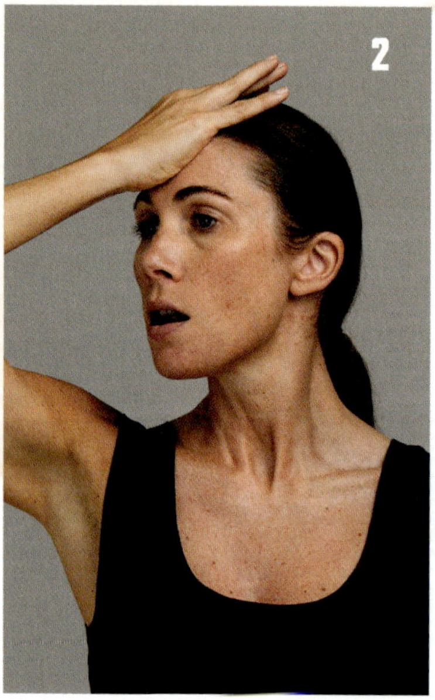

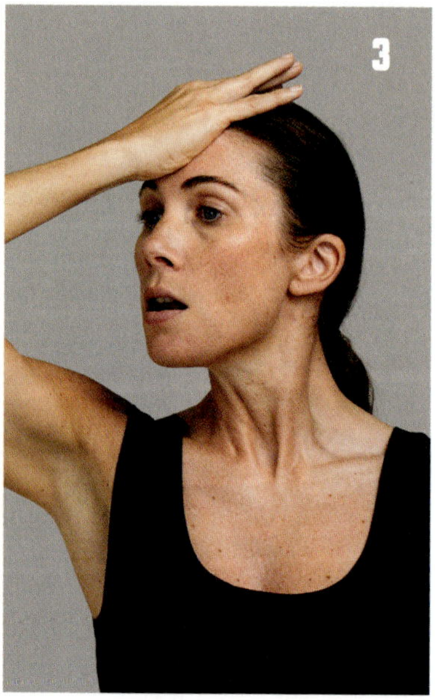

Frosch

Wirkung: Stärkt die Halsmuskulatur, glättet das Dekolleté und vermindert beziehungsweise verhindert ein Doppelkinn.

1. Neige deinen Kopf leicht nach hinten und strecke die Zunge weit heraus.
2. Ziehe die ausgestreckte Zunge nach rechts.
3. Dann schiebe sie nach links.

Wiederholungen: Führe die Übung auf jeder Seite 5-mal aus.

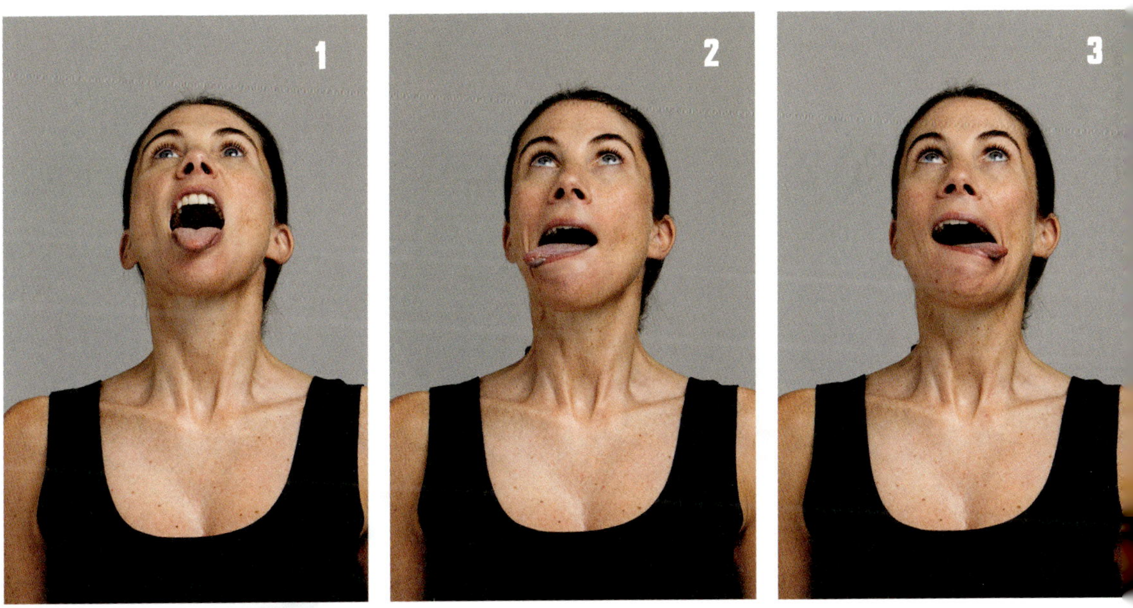

Übungen für zwischendurch

Du bist jetzt an einem Punkt angelangt, wo du bereits sehr viele Übungen kennengelernt hast. Wir möchten dir nun zeigen, welche dieser Übungen du ganz leicht und von anderen Mitmenschen unbemerkt in deinen Tag einbauen kannst.

Situation	Übung	Schwierigkeitsgrad	Dauer	Seite
Im Auto, wenn du darauf wartest, dass es grün wird	Unterlid-Klimmzüge	I-I	Bis die Ampel auf Grün schaltet	82
Im Büro vor dem Computer, wenn deine Augen einmal eine Pause brauchen	Oberlid-Push-up	I-I I-I	Bis zu 10-mal oder bis das Telefon das nächste Mal läutet	92
Nach einer anstrengenden Präsentation oder Konferenz	Augenpause	I-I	30 Sek.	141
Im Büro, wenn du gerade in einer Aufgabe steckst und nicht weiterkommst	Der Rechen	I-I	Bis deine Kopfhaut sich gut durchblutet anfühlt und deine Frisur ein wenig zerstört ist	142
Beim Fernsehen auf der Couch	Stirnlifting	I-I	30 Sek.	80
Im Lift, aber nur wenn du allein bist oder wenn du sportlich die Treppe hochgehst	Das Ei	I-I I-I	So lange du brauchst, um oben anzukommen	94
In der U-Bahn oder beim Lesen	Der Denker	I-I	30 Sek.	86

Augenpause

Wirkung: Entspannt die Augen.

1. Reibe deine Hände ganz fest aneinander und lege die Handflächen sanft auf deine Augen.
2. Neige den Kopf nach vorn und entspanne ihn so, dass er nur von den Händen getragen wird.

Dauer: Führe die Übung aus und zähle bis 30.

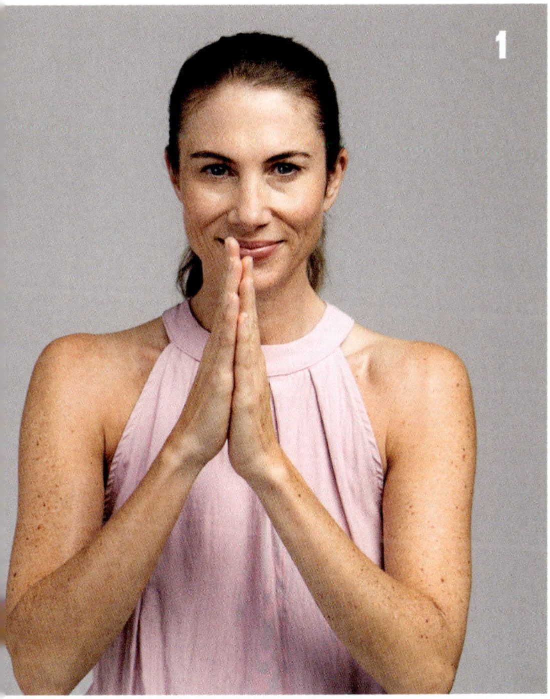

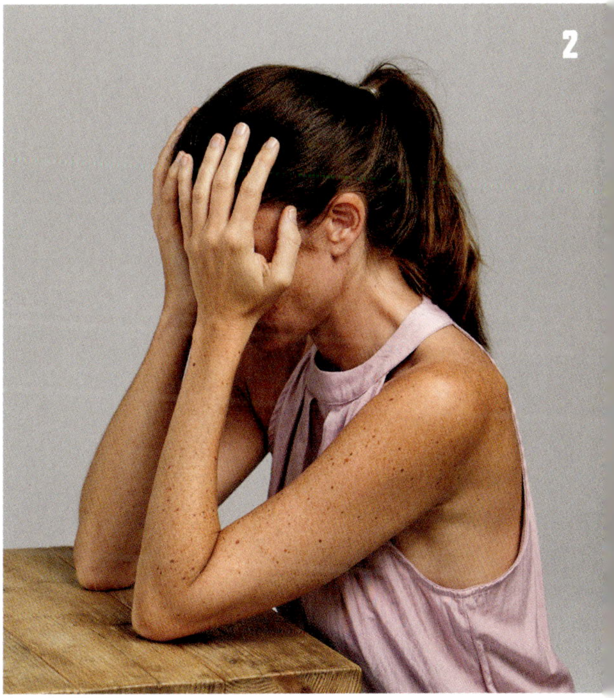

Der Rechen

Wirkung: Aktiviert die Kopfhaut und gibt dir einen Energiekick.

1. Fahre mit offenen Fingern in deine Haare.
2. Schließe deine Finger und ziehe dann mit den Haaren die Kopfhaut leicht nach oben. Lockere die Position wieder.
3. Lege deine Finger in eine andere Position und wiederhole die Übung.

Dauer: Führe die Übung so lange aus, bis deine Kopfhaut sich gut durchblutet anfühlt und deine Frisur vielleicht ein wenig zerstört ist.

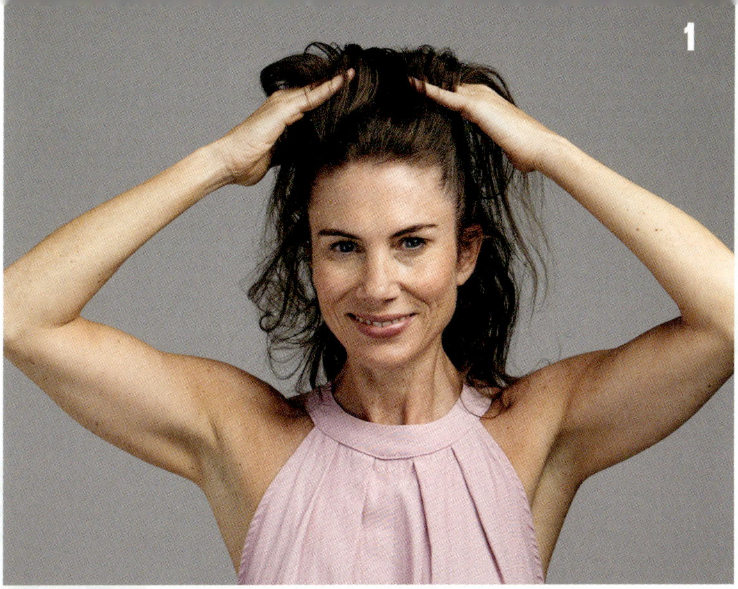
1

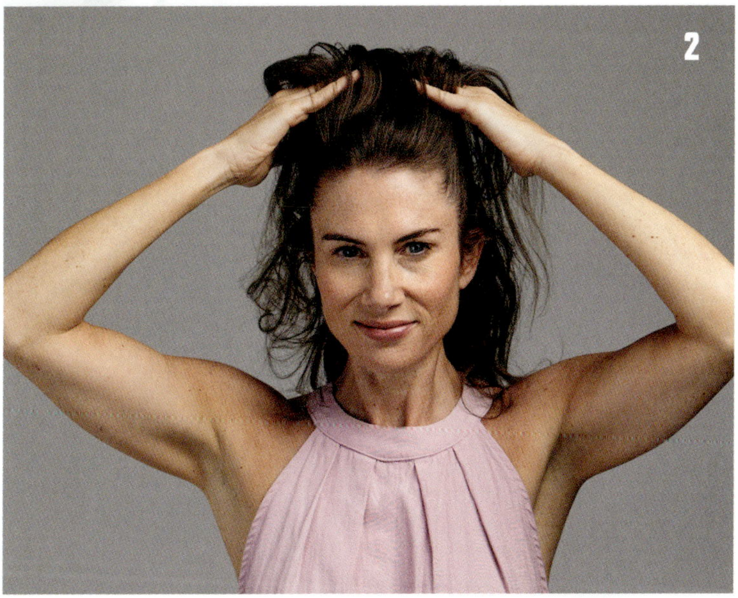
2

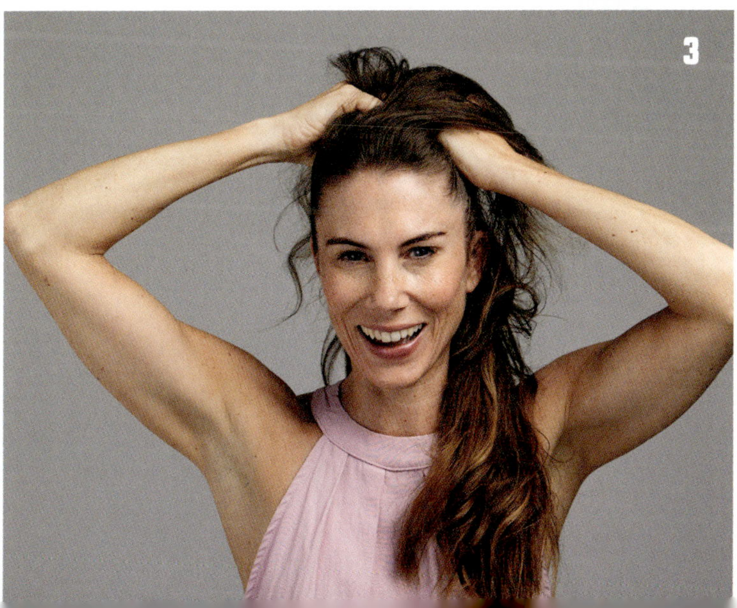
3

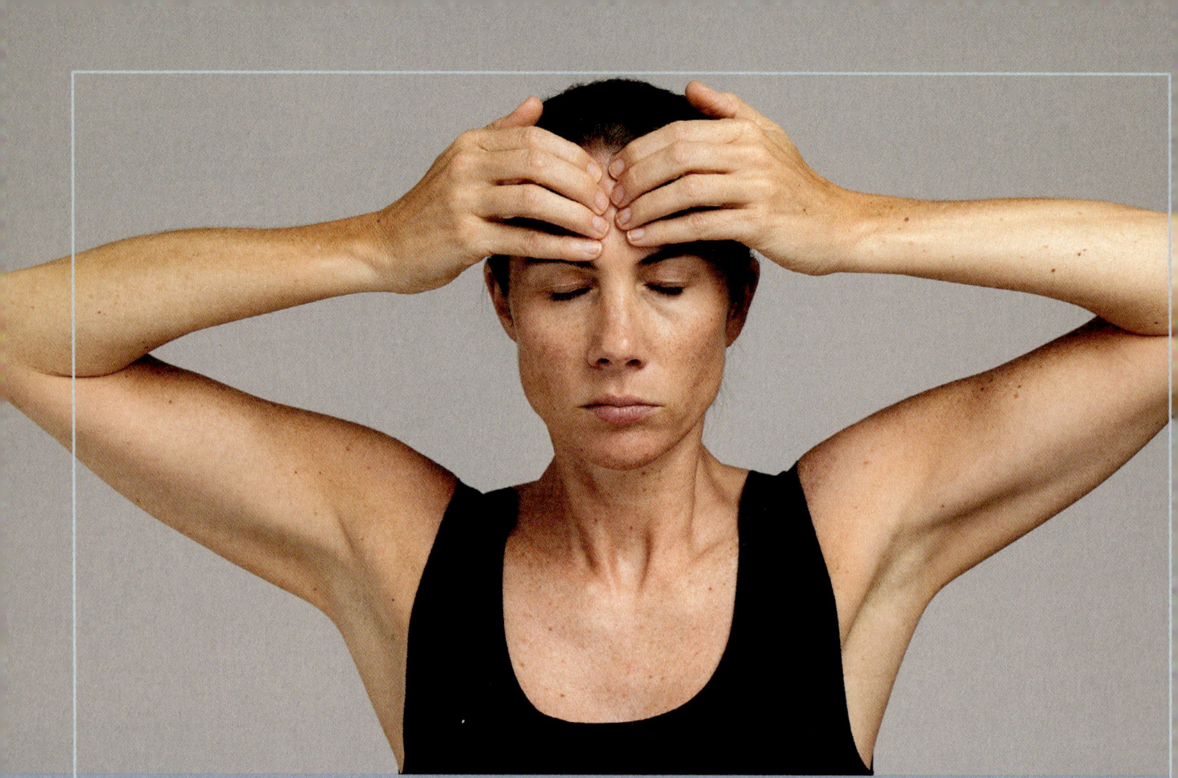

Workouts zur Entspannung

Für die optimale Pflege der Gesichtsmuskeln ist nicht durch das Krafttraining, sondern auch die Entspannung wichtig, damit sich deine Muskulatur regenerieren und wachsen kann, denn das passiert in den Ruhephasen.

Tagsüber sind unsere Gesichtsmuskeln permanent im Einsatz! Anspannung, Alltagsstress, Termindruck oder Ärger hinterlassen in unserem Gesicht Spuren. Wir zeigen dir hier kleine Miniwohlfühlprogramme. So kannst du dein Gesicht und deine Seele verwöhnen. Durch regelmäßige Gesichtsmassagen wird deine Haut gut durchblutet. Du festigst das Bindegewebe und straffst deine Gesichtshaut. Versuche die unterschiedlichen Gesichtsmassagen auch in dein wöchentliches Gesichtsmuskeltraining einzubauen.

Anwendung der Gesichtsmassage

Wie auch beim Gesichtsmuskeltraining empfehlen wir dir, dass du deine Haut vorher gut reinigst und ein leichtes Feuchtigkeitsöl aufträgst.

Bei allen Bewegungen entscheidest du, ob du den Druck ganz leicht oder etwas fester ansetzen möchtest. Manchmal ist das auch tagesabhängig. Generell gilt, dass du die Bewegungen von unten nach oben umsetzt, gegen die Schwerkraft.

Jede der Bewegungen soll 5- bis 10-mal wiederholt werden. Wenn du mehr Zeit hast oder sich eine Übung besonders angenehm anfühlt, kannst du diese natürlich gern öfter anwenden.

Die Massage ist so aufgebaut, dass du dich von der Stirn bis zum Hals arbeitest. Reinige deine Haut, bevor du beginnst, und verwöhne sie mit einem Öl deiner Wahl. Dann kann es losgehen.

Stirnmassage

Wirkung: Entspannt die Stirnmuskulatur.

1. Lege deine Handflächen über die Augenbrauen.
2. Fahre mit den Handflächen Richtung Haaransatz.
3. Lege jetzt Zeige-, Mittel-, Ringfinger und die kleinen Finger senkrecht auf die Stirnmitte.
4. Ziehe jetzt die Finger in einem Halbkreis zu den Schläfen.
5. Lege Zeigefinger und Mittelfinger zwischen deine Augenbrauen und massiere diesen Punkt kreisförmig.

Wiederholungen: Führe jede Bewegung 5- bis 10-mal aus. Wenn du mehr Zeit hast oder sich eine Übung besonders angenehm anfühlt, kannst du diese natürlich gern öfter anwenden.

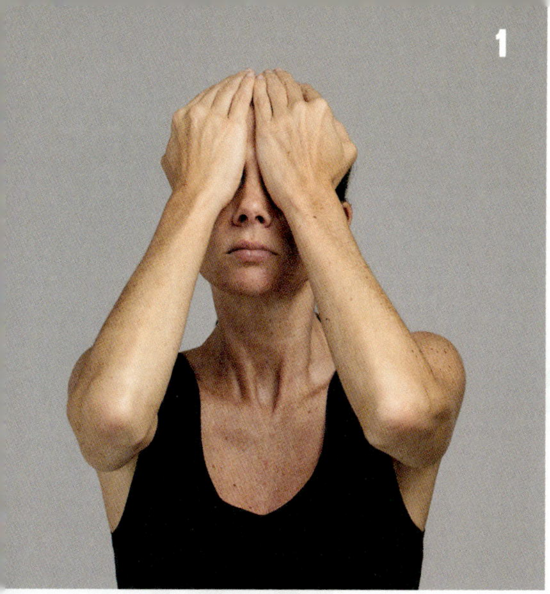
1

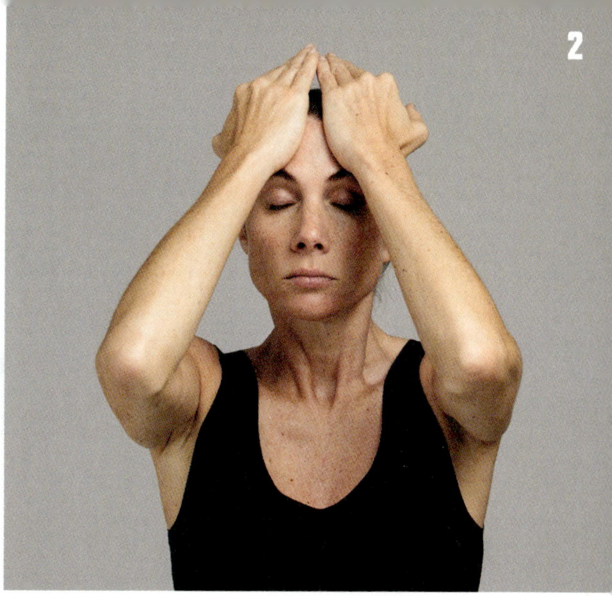
2

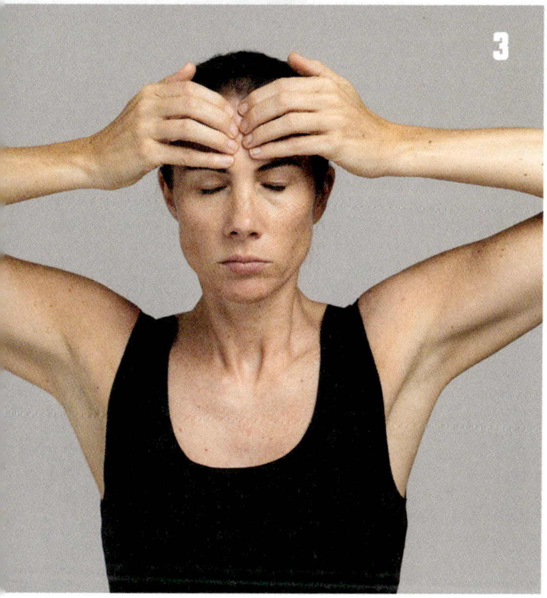
3

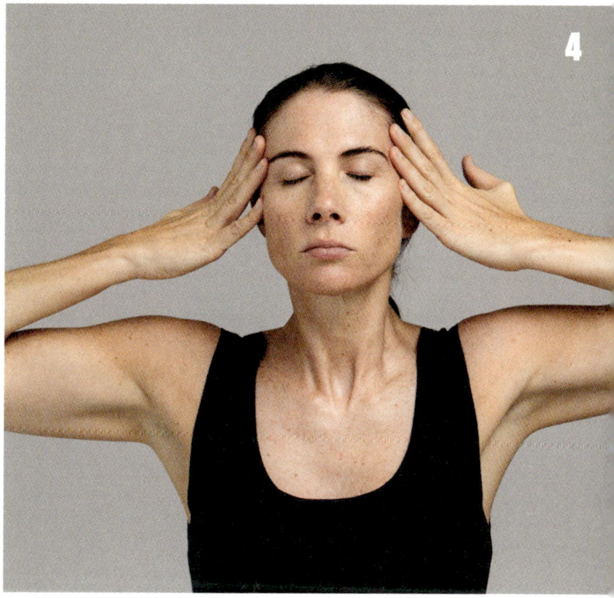
4

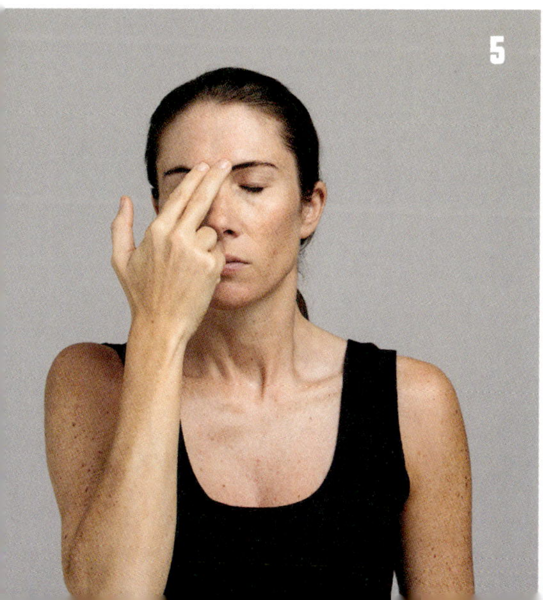
5

Augenmassage

Wirkung: Entspannt die Augenmuskulatur.

1. Nimm die Haut am Absatz deiner Augenbrauen neben der Nasenwurzel zwischen Daumen und Zeigefinger.
2. Ziehe die Haut vom Gesicht weg und drücke sie leicht zusammen. Es könnte ein kleiner Schmerz auftreten. Ziehe die Haut nun Richtung Schläfen und halte kurz inne.
3. Fahre jetzt mit Daumen und Zeigefingern ein bisschen weiter Richtung Ohren. Nimm wieder die Haut zwischen die Finger und ziehe sie weg vom Gesicht und Richtung Schläfen. Lösen.
4. Wenn du mit den Fingern in der Mitte der Augenbrauen angekommen bist, ziehe die Haut wieder vom Gesicht weg, aber nicht mehr Richtung Schläfen.
5. Streiche mit den Zeigefingern 3-mal rund um die Augen.
6. Halte immer kurz bei der Nasenwurzel an und löse dann die Finger.

Wiederholungen: Führe jede Bewegung 5- bis 10-mal aus. Wenn du mehr Zeit hast oder sich eine Übung besonders angenehm anfühlt, kannst du diese natürlich gern öfter anwenden.

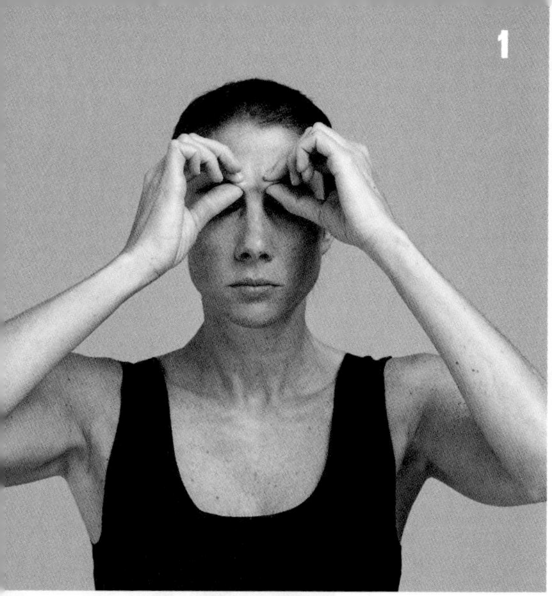

1

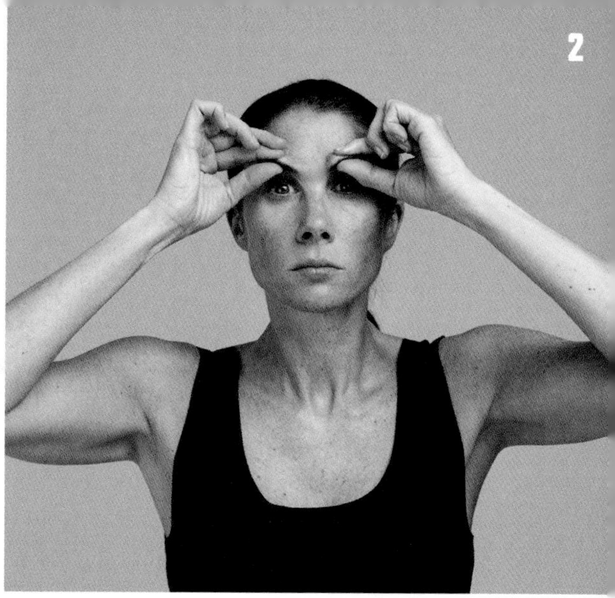

2

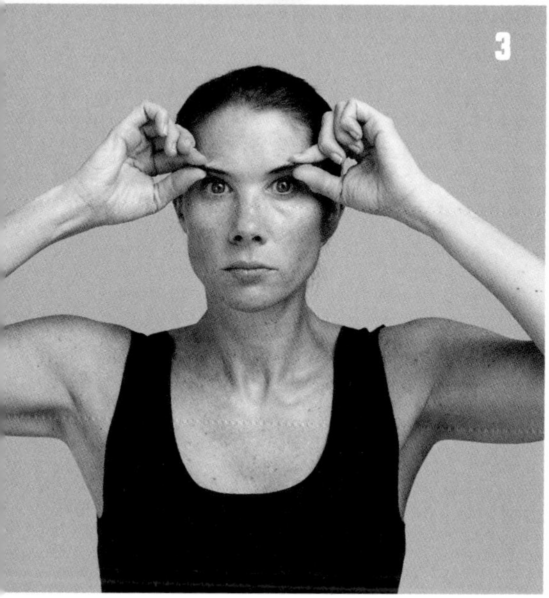

3

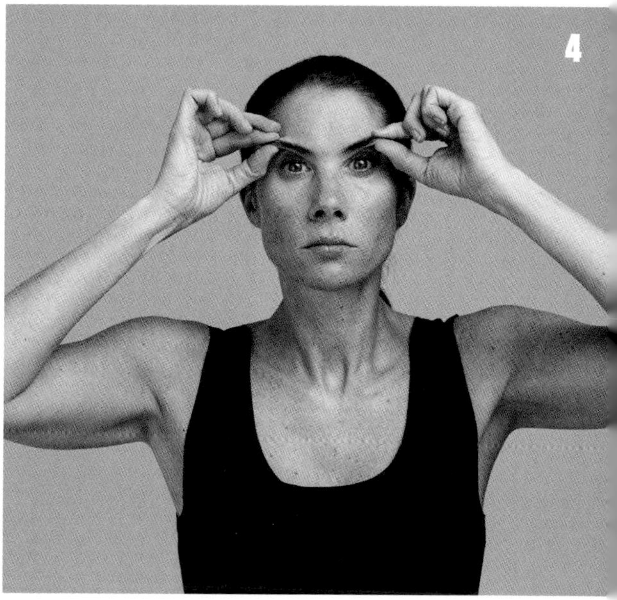

4

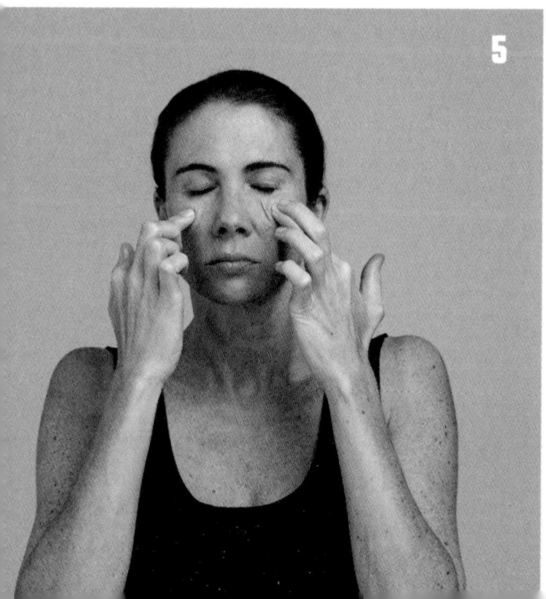

5

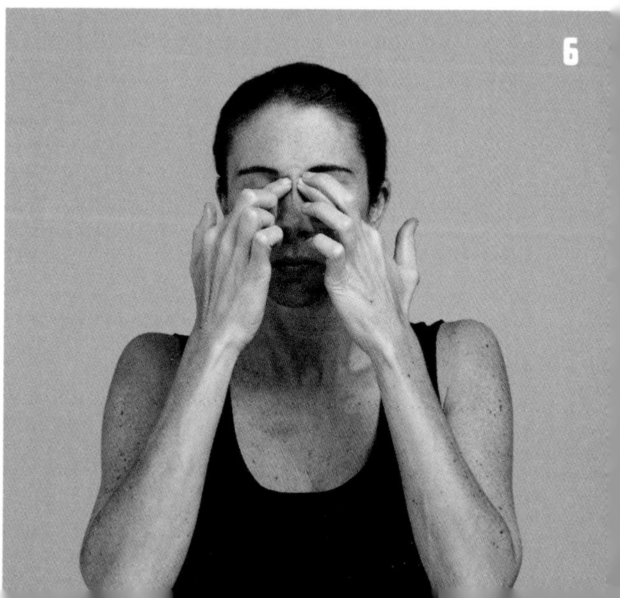

6

Wangenmassage

Wirkung: Entspannt den Wangenbereich.

1. Lege beide Handflächen rund um dein Gesicht.
2. Streiche deine Wangen nach oben aus.
3. Lege deinen rechten Handballen auf die Unterseite deines Kinns und streiche Richtung rechtes Ohr. Mache die Übung dann auf der linken Gesichtshälfte.
4. Nimm die Haut am Kinn zwischen deine Zeigefinger, Mittelfinger und Daumen.
5. Fahre mit den Daumen langsam entlang deines Kieferknochens, während Mittel- und Zeigefinger die mitgezogene Haut massieren.
6. Lasse immer nur ganz kurz die Spannung los, während du dich langsam weiterarbeitest, bis du an der Stirnmitte ankommst. Es sollte, wenn möglich, immer ein bisschen Haut zwischen deinen Fingern sein.

Wiederholungen: Führe jede Bewegung 5- bis 10-mal aus. Wenn du mehr Zeit hast oder sich eine Übung besonders angenehm anfühlt, kannst du natürlich diese gern öfter anwenden.

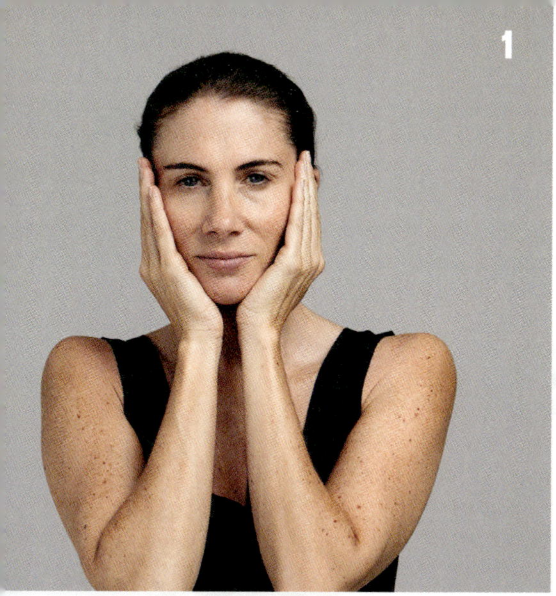
1
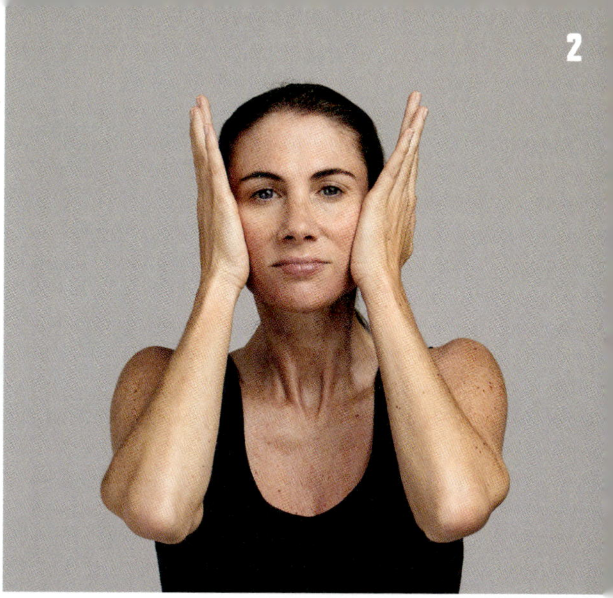
2
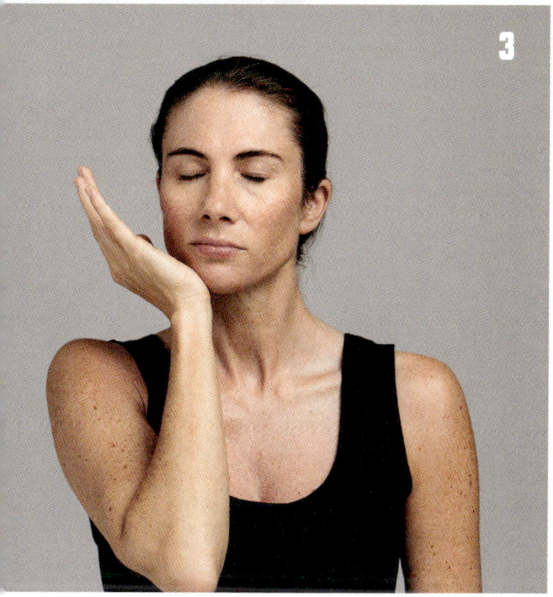
3
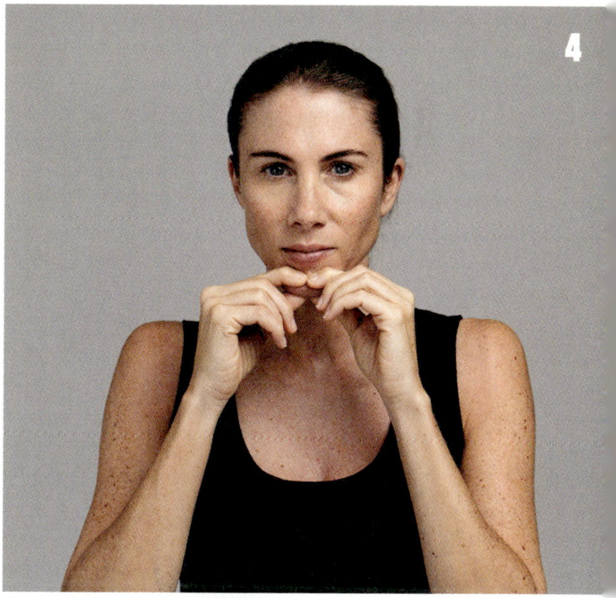
4
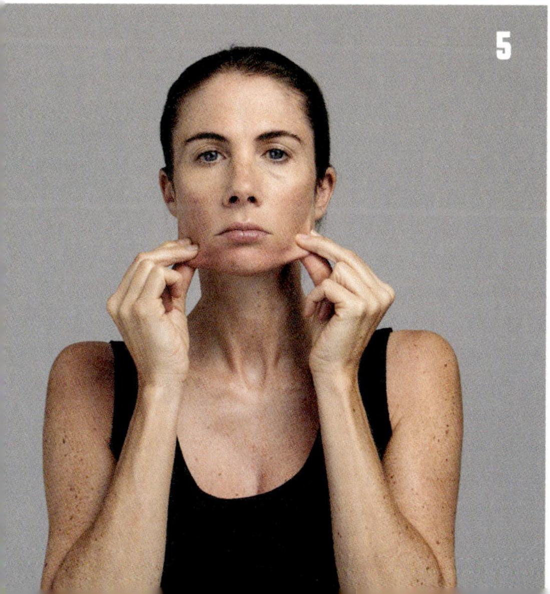
5
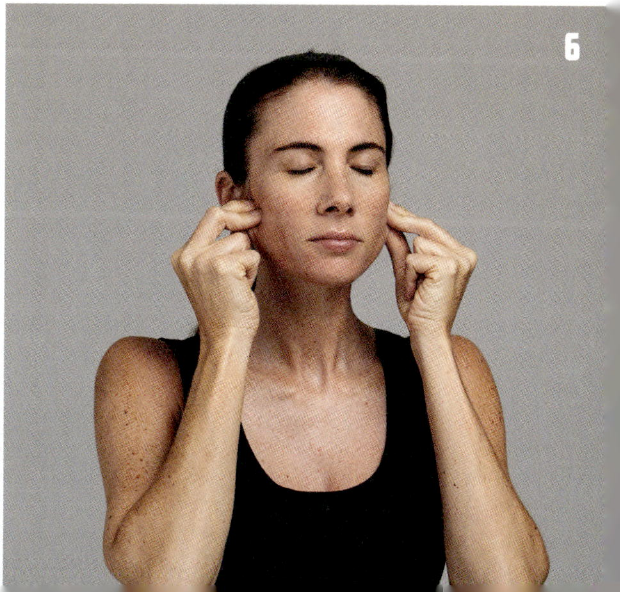
6

Lippenmassage

Wirkung: Entspannt die Lippen.

1. Setze deinen Zeige- und Mittelfinger unter der Nase an.
2. Streiche rund um deine Lippen.

Wiederholungen: Führe jede Bewegung 5- bis 10-mal aus. Wenn du mehr Zeit hast oder sich eine Übung besonders angenehm anfühlt, kannst du diese natürlich gern öfter anwenden.

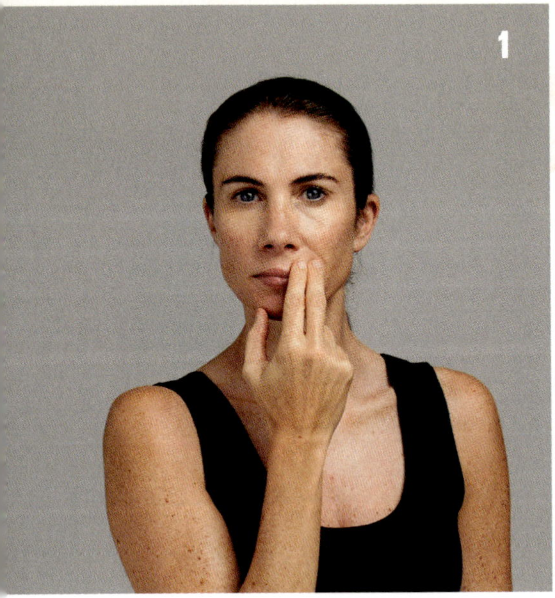

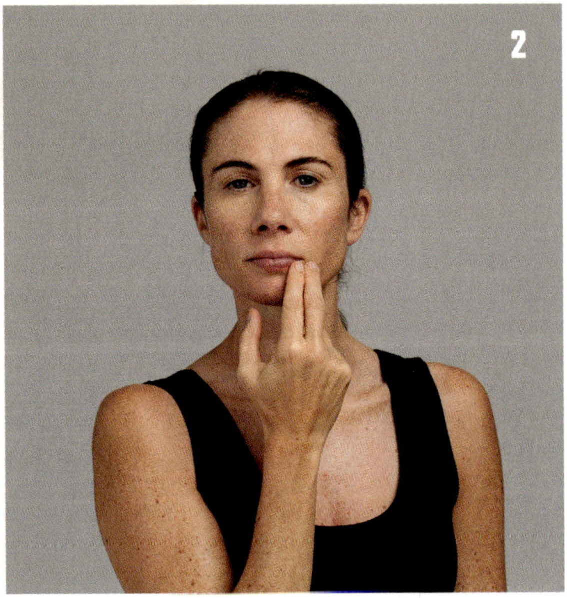

Ohrenmassage

Wirkung: Entspannt die Ohren.

1. Greife den oberen Rand deiner Ohren mit Zeigefingern und Daumen.
2. Massiere den Rand nach außen und nach unten, bis du bei den Ohrläppchen ankommst.
3. Massiere dann die Ohrläppchen.

Wiederholungen: Führe jede Bewegung 5- bis 10-mal aus. Wenn du mehr Zeit hast oder sich eine Übung besonders angenehm anfühlt, kannst du diese natürlich gern öfter anwenden.

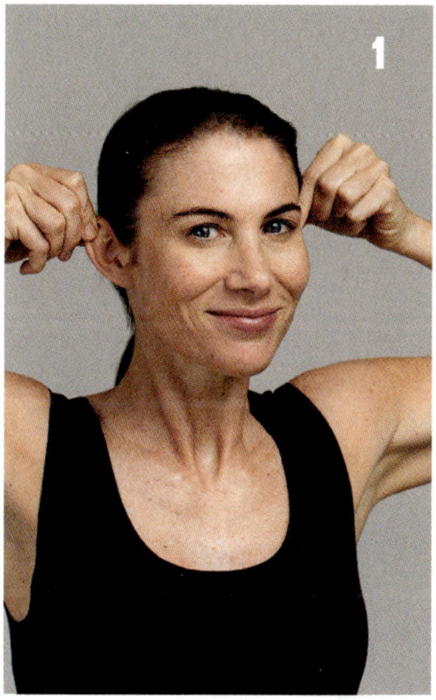

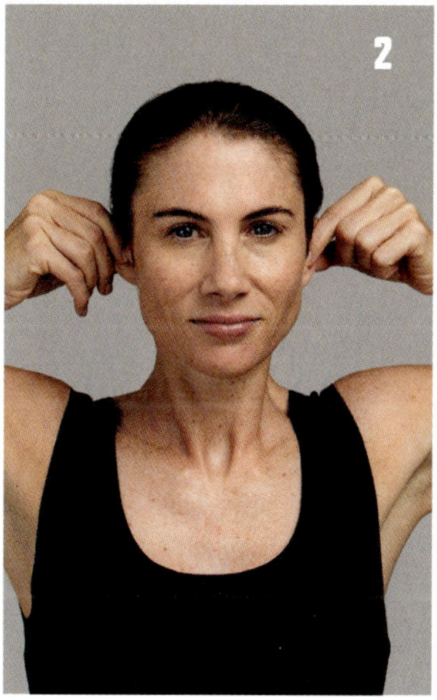

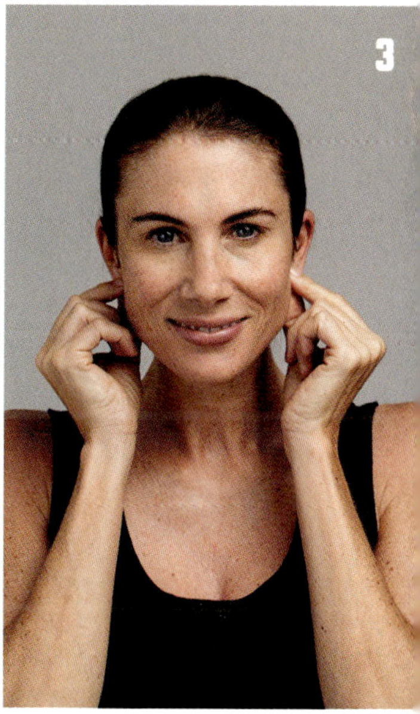

Halsmassage

Wirkung: Entspannt die Halsmuskulatur.

1. Setze deine Handrücken mit den Fingern in der Mitte deines Halses an.
2. Streiche nach oben.
3. Wenn du wieder unten anfängst, setze deine Handrücken etwas weiter außen an.
4. Setze die Bewegungen weiter fort, bis du auf Höhe der Ohren angekommen bist.

Wiederholungen: Führe jede Bewegung 5- bis 10-mal aus. Wenn du mehr Zeit hast oder sich eine Übung besonders angenehm anfühlt, kannst du natürlich diese gern öfter anwenden.

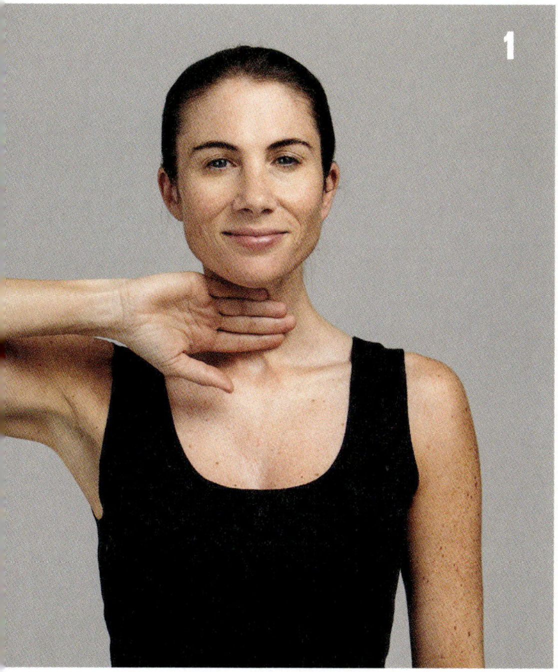
1

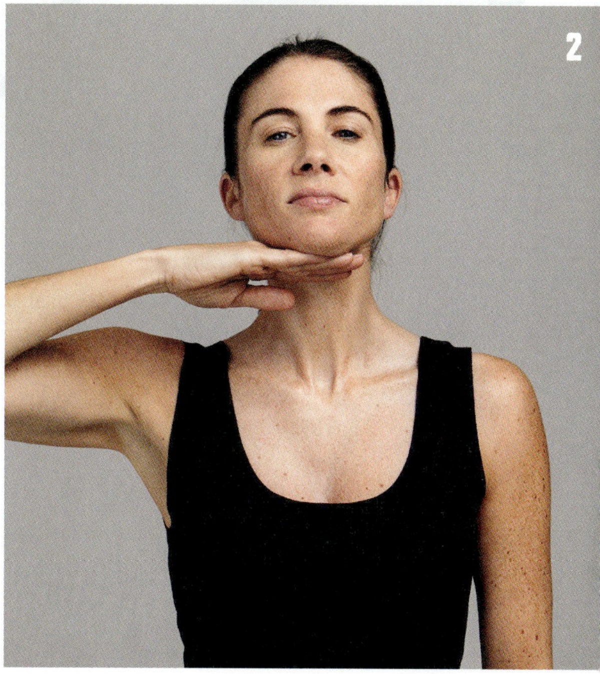
2

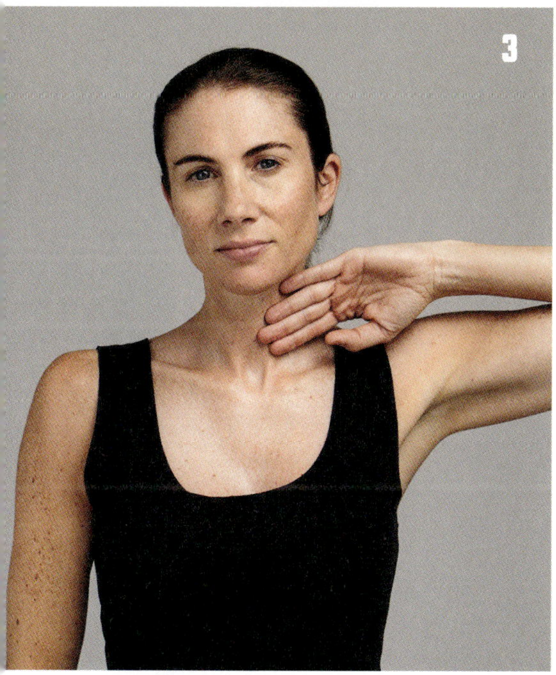
3

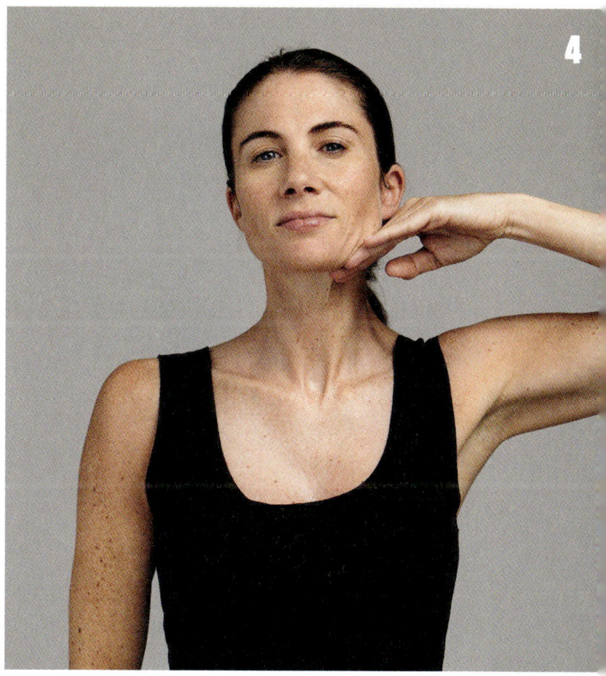
4

Gesichtsmassage für ein frisches Aussehen

Wirkung: Die Hautfunktionen und die Blutzirkulation werden angeregt.

Klopfe immer mit den Fingerkuppen. Spüre, welche Intensität des Klopfens sich gut anfühlt, und führe die Abfolge der Klopfbewegungen fließend durch.

1. Schließe die Augen. Atme ruhig und tief in den Bauch.
2. Lege alle Fingerkuppen über deine Augenbrauen.
3. Beginne mit den Fingerkuppen zu klopfen.
4. Bewege deine klopfenden Finger von den Augenbrauen nach oben zum Haaransatz.
5. Klopfe seitlich an den Schläfen.
6. Klopfe weiter nach unten bis zum Kinn.
7. Arbeite dich wieder nach oben zu den Schläfen.
8. Klopfe Richtung Augenbrauen.
9. Kehre wieder zum Haaransatz zurück.
10. Klopfe über die Seiten bis zum Unterkiefer.
11. Bewege dich nach vorn zum Kinn.
12. Fahre fort bis zum Mund. Klopfe sanft um die Lippen herum.
13. Bewege deine Finger nochmals nach oben Richtung Augen und wieder zurück.
14. Klopfe auf die Seiten der Nase und auf den Nasenrücken.
15. Wandere über den Nasenrücken zu den Augenbrauen.
16. Klopfe jetzt auf die Augenbrauen Richtung Schläfen und wieder zurück.
17. Fahre fort bis zu den Schläfen.

Wiederholungen: Wiederhole den Durchgang 3-mal.

Hinweis: Wenn du diese Abfolge 3-mal gemacht hast, reibe deine Handflächen fest aneinander, bis sie sehr warm sind, und streiche vom Kinn nach oben bis zur Stirn und über die Haare.

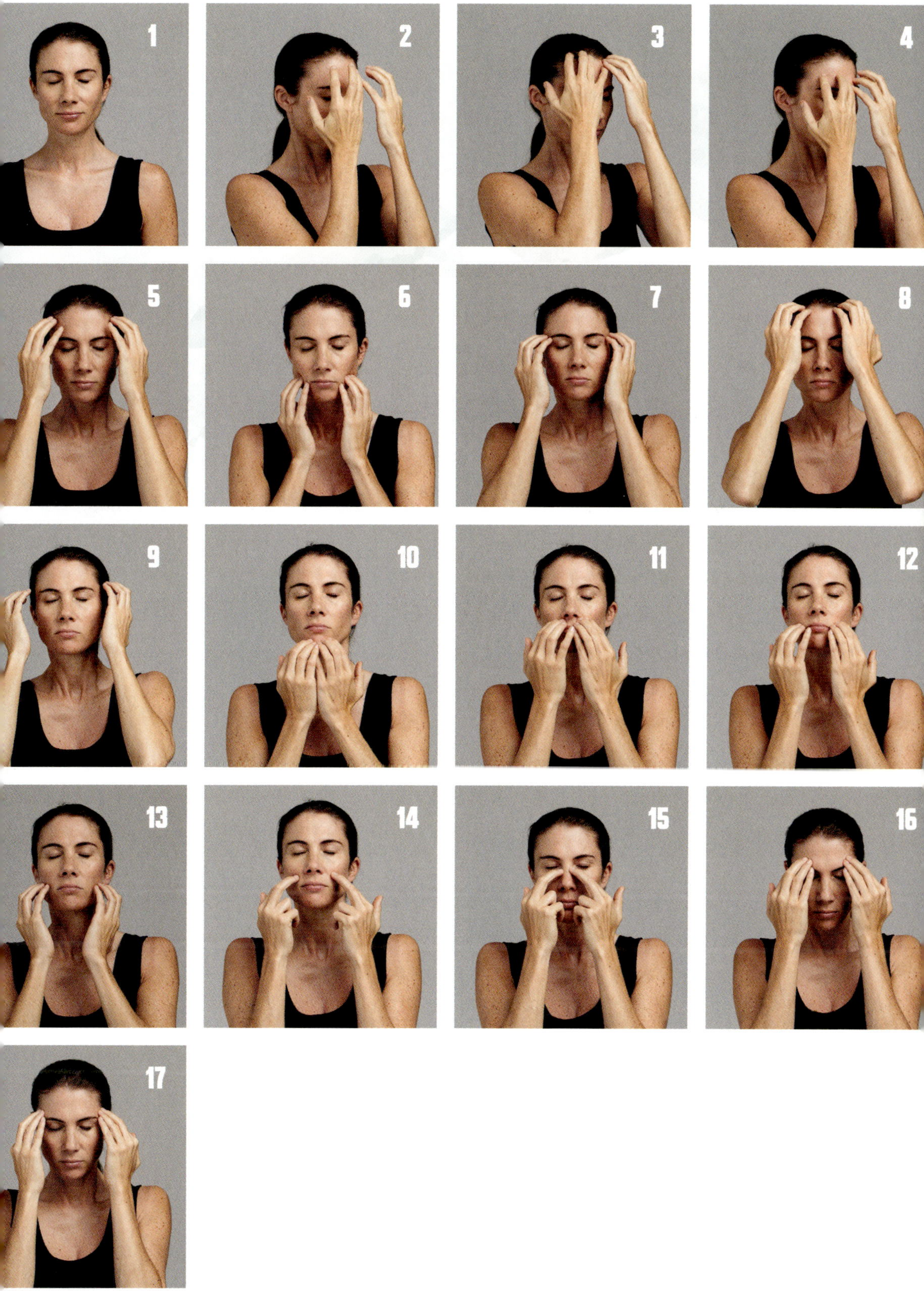
1
2
3
4
5
6
7
8
9
10
11
12
13
14
15
16
17

Lymphdrainage zur Entgiftung

Wirkung: Unser Lymphsystem hat die Aufgabe, Flüssigkeiten und Nährstoffe zu verteilen sowie Abfall- und Giftstoffe abzutransportieren. Wenn es zu einem Lymphstau kommt, schwillt das Gewebe an und die Haut wird gereizt, gerötet, aufgedunsen. Bei einer Lymphdrainage wird das Lymphsystem zur Entgiftung angeregt. Achte darauf, dass du ein leichtes Massageöl für deine Hände benutzt.

1. Massiere oder drücke sanft die Lymphknoten über der Mitte des Schlüsselbeins.
2. Massiere leicht deine Schläfen.
3. Lege deine Fingerkuppen senkrecht in der Mitte der Stirn auf.
4. Streiche langsam zu den Schläfen.
5. Lege die Ringfinger sanft auf deine Schläfen.
6. Streiche unter den Augen Richtung Nase bis zum Nasenrücken.
7. Lege nun auch Zeige-, Mittel- und Ringfinger auf die Augenbrauen.
8. Fahre über die Augenbrauen zu den Schläfen.
9. Streiche an der Seite des Gesichts nach unten zum Schlüsselbein.
10. Lege deine Zeigefinger neben deine Nasenflügel. Massiere in kleinen Halbkreisen rund um die Nasenlöcher, streiche wieder nach oben zum Nasenrücken.
11. Streiche wieder nach oben über die Augenbrauen zu den Schläfen.
12. Streiche über die Seite des Gesichts nach unten über den Hals zum Schlüsselbein.
13. Lege die Zeigefinger an die Mitte der Oberlippe und die Mittelfinger an die Unterlippe.
14. Streiche mit den Fingern zu deinen Schläfen.
15. Streiche dann noch einmal seitlich entlang des Halses.
16. Fahre fort bis nach unten zum Schlüsselbein.

Wiederholungen: Führe jede Bewegung mindestens 5-mal aus oder halte sie 5 Sekunden.

Hinweis: Die Bewegungen über dein Gesicht werden sanft ausgeführt.

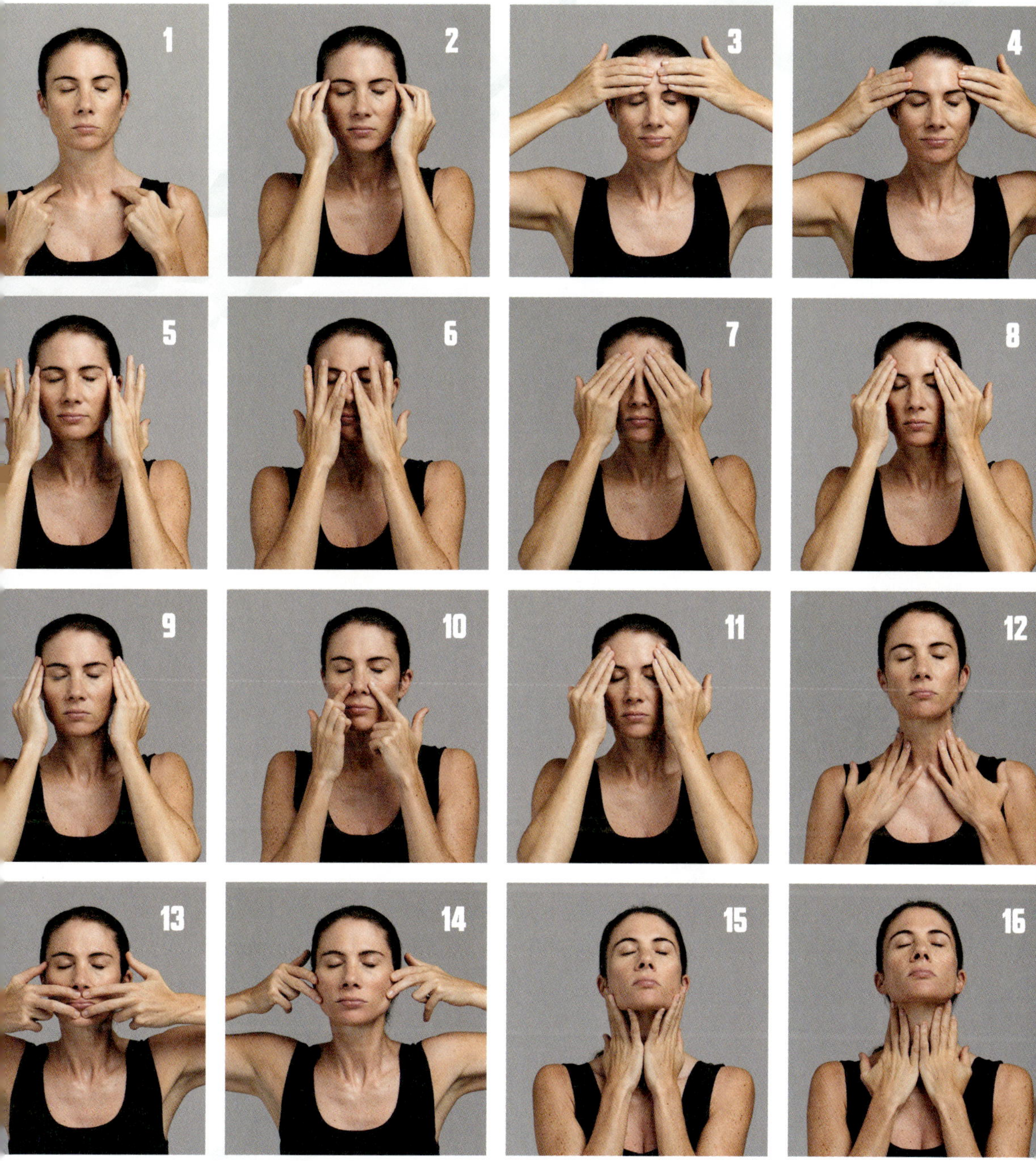
1
2
3
4
5
6
7
8
9
10
11
12
13
14
15
16

Akupressur gegen fahle Haut: Lasse dein Gesicht erstrahlen!

Die Technik der Akupressur ist eine Therapieform der Traditionellen Chinesischen Medizin (TCM). Wie auch bei der Akupunktur werden bei der Akupressur bestimmte Punkte aktiviert, allerdings nicht invasiv. Diese Heilungsmethode wird bei unterschiedlichsten Beschwerden angewandt. Bei der regelmäßigen Behandlung der Akupressurpunkte im Gesicht glätten sich vorhandene Falten und das Gesicht bekommt eine entspannte und jüngere Ausstrahlung. Probiere es aus, es fühlt sich sehr angenehm an! Hier noch ein paar Tipps für ein optimales Ergebnis:

- Arbeite mit warmen Händen.
- Drücke beziehungsweise presse die Punkte mit kleinen, unsichtbaren, kreisenden Bewegungen.
- Der Druck sollte spürbar sein, aber nicht schmerzen.
- Alle Punkte werden zwischen 10 und 30 Sekunden gehalten.
- Eine entspannte, ruhige Atmosphäre ist ebenfalls wichtig.

Akupressur für den Wangenbereich

Wirkung: Die folgenden Akupressurpunkte helfen gegen eingefallene Wangenpartien und Nasolabialfalten.

1. Drücke beide Zeigefinger auf dein Jochbein.
2. Drücke mit den Zeigefingern in die Mulden vor deinem Kiefergelenk.

Dauer: Halte den Punkt zwischen 10 und 30 Sekunden lang.

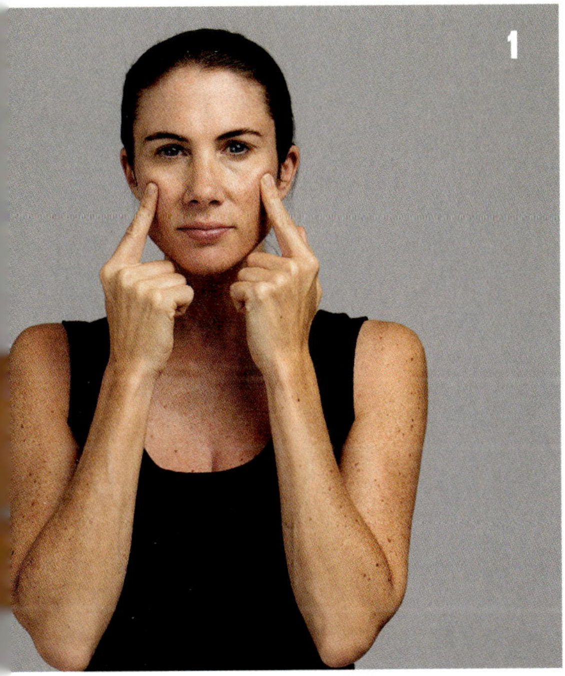

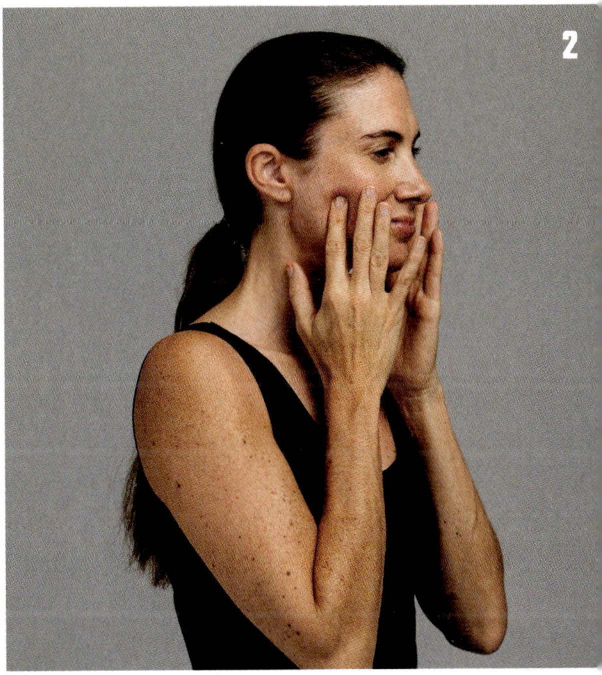

Akupressurpunkte für den Stirnbereich

Wirkung: Im Bereich der Stirn helfen die Punkte, deine Stirn- und Augenmuskulatur zu entspannen, die Zornesfalte zu glätten und die Blutzirkulation der Stirn zu steigern.

1. Lege Zeigefinger, Mittelfinger, Ringfinger und kleine Finger entlang des Haaransatzes an und halte oder massiere diese Punkte.
2. Lege deine Zeigefinger auf die kleinen Höcker auf deiner Stirn, etwa über der Mitte deiner Augenbrauen.
3. Lege einen deiner Zeigerfinger zwischen die Augenbrauen (in die kleine Vertiefung) und massiere den Punkt.

Dauer: Halte den Punkt zwischen 10 und 30 Sekunden lang.

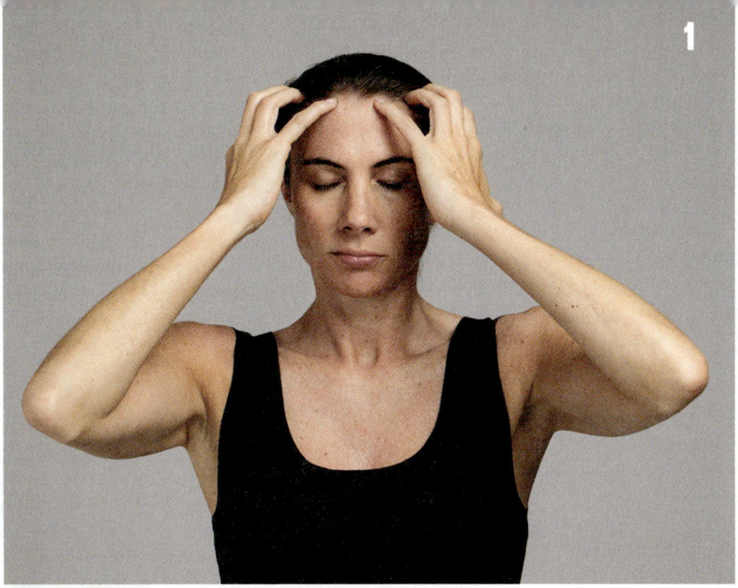
1

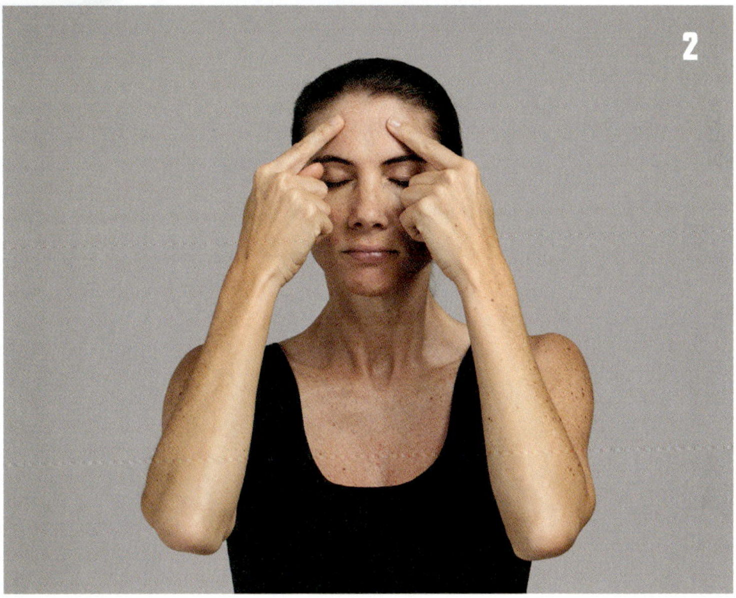
2

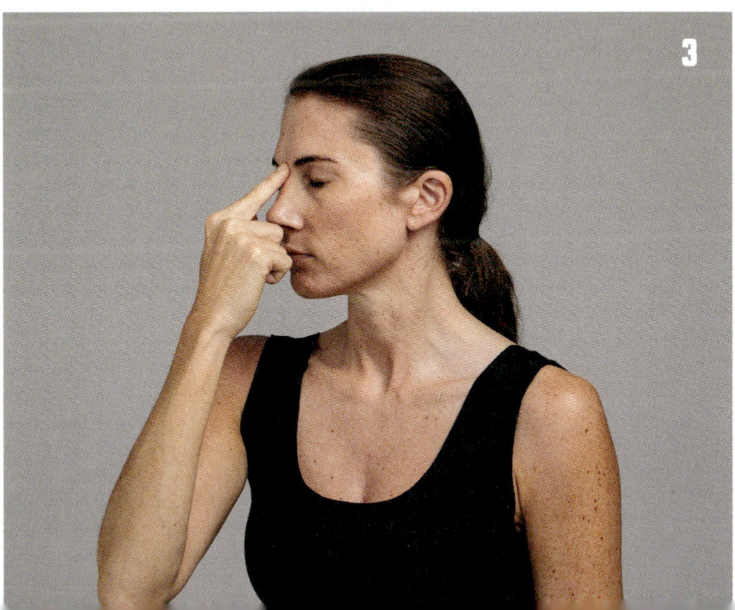
3

Akupressurpunkte für den Augenbereich

Wirkung: Die Aktivierung der Akupressurpunkte rund um die Augen hilft gegen Krähenfüße, Schwellungen und Tränensäcke sowie bei überanstrengten, müden, schmerzenden Augen und Kopfweh.

1. Lege Zeigefinger, Mittelfinger, Ringfinger und kleine Finger entlang der Augenbrauen an und beginne, auf den Knochen zu drücken.
2. Lege die Kuppen der Daumen in die Augenhöhlen und drücke nach oben gegen den Knochen.
3. Lege deine Zeigefinger auf den knöchernen Bogen in der Mitte unterhalb deines Unterlids. Halte den Punkt.
4. Lege deine Zeigefinger nun zwischen äußeren Augenwinkeln und Ohren in die kleine Mulde. Dies stimuliert die Muskeln neben den Augen und wirkt gegen Lachfalten.

Dauer: Halte den Punkt zwischen 10 und 30 Sekunden lang.

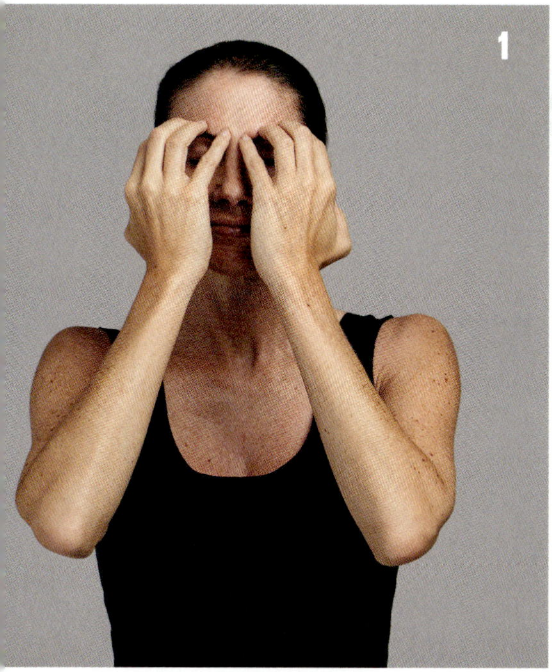
1

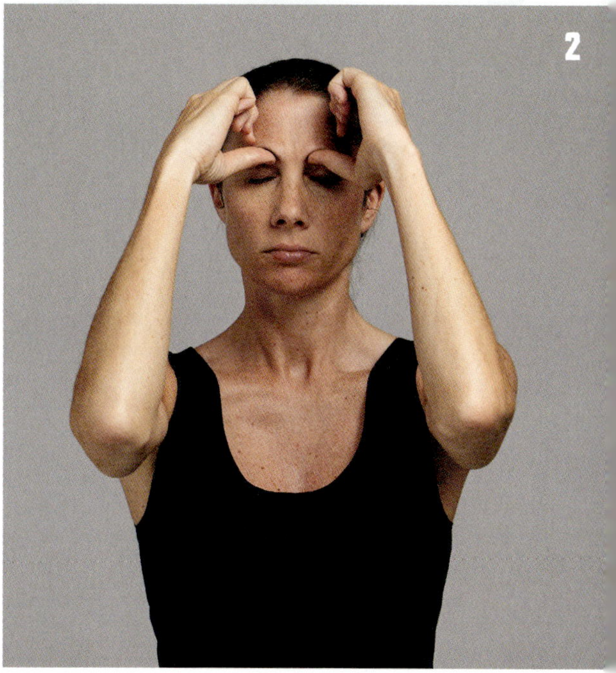
2

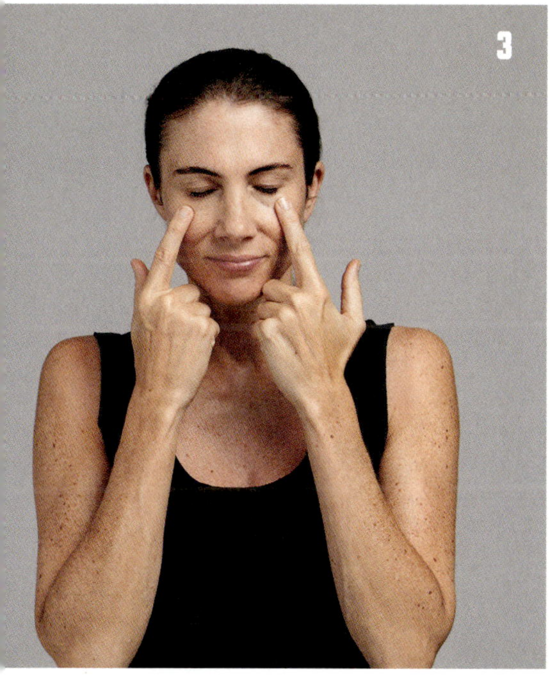
3

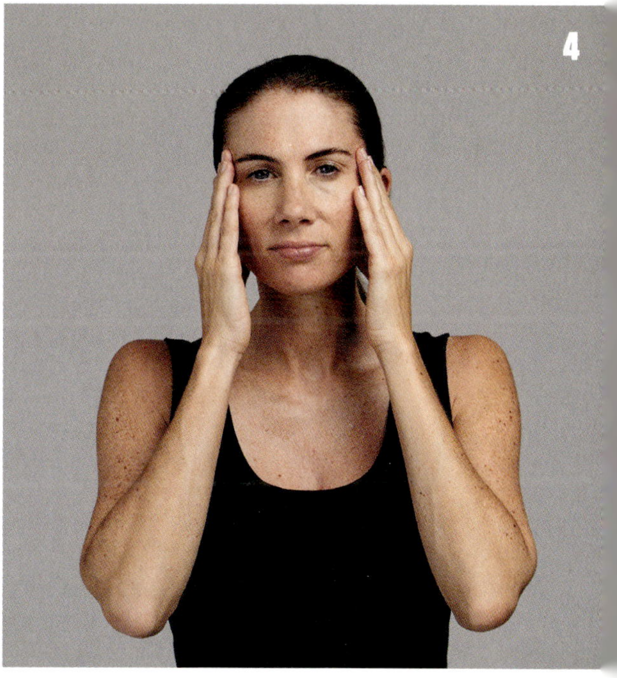
4

Akupressur für den Lippenbereich

Wirkung: Die Akupressurpunkte rund um die Lippen helfen gegen Oberlippen- und Mundwinkelfältchen.

1. Lege deine Zeigefinger direkt neben deine Mundwinkel und drücke die Punkte.
2. Lege den Zeigefinger deiner rechten Hand unter deine Nase in das Oberlippengrübchen.
3. Lege deinen Zeigefinger unter die Mitte deiner Unterlippe und halte den Punkt.

Dauer: Halte den Punkt zwischen 10 und 30 Sekunden lang.

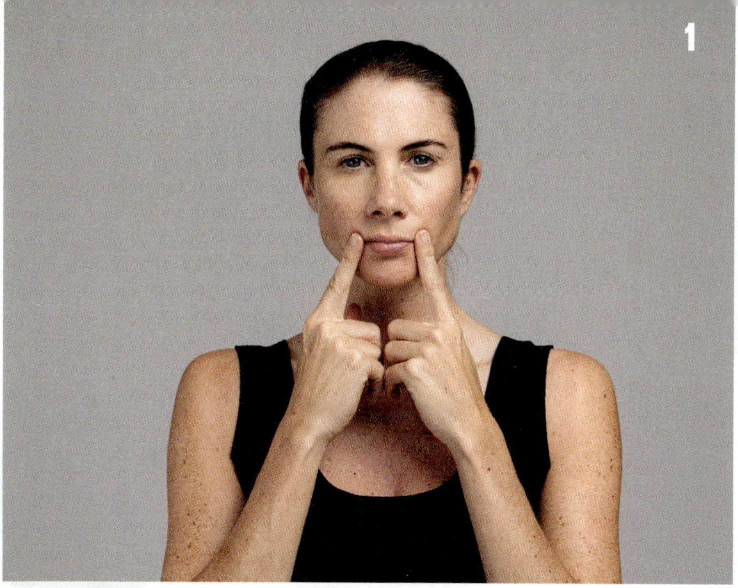
1

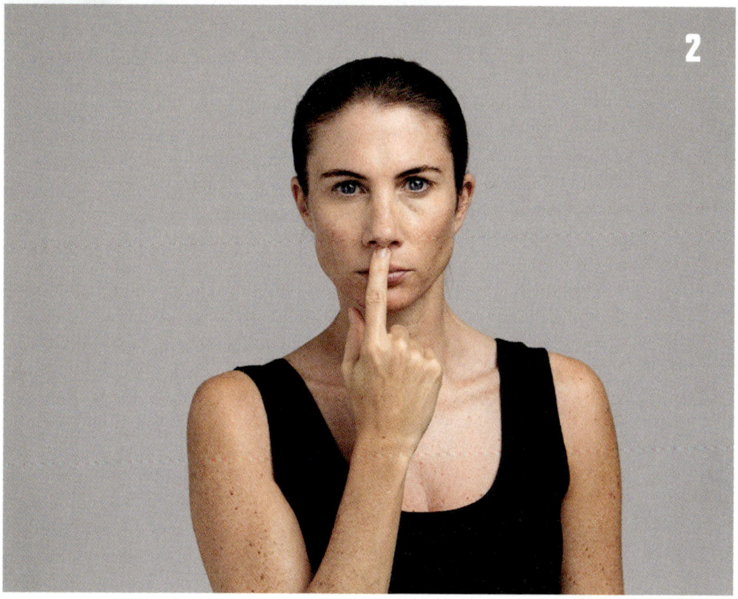
2

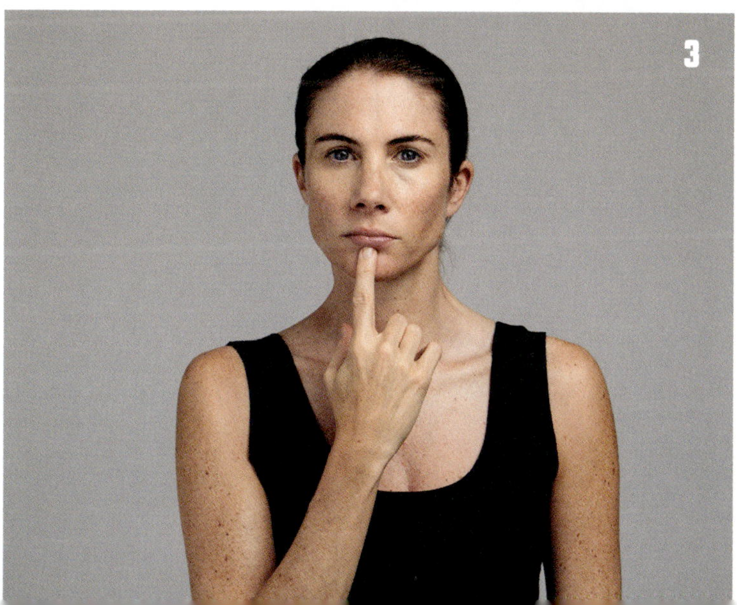
3

Literaturempfehlungen

Alam, Murad; Walter, Anne J.; Geisler, Ameilia: »Association of Facial Exercise With the Appearance of Aging«. https://jamanetwork.com/journals/jamadermatology/fullarticle/2666801?appid=scweb. Stand: 07.09.2021

Cantieni, Benita: *New Faceforming. Das sensationelle Gesichtstraining gegen Falten.* Südwest Verlag: München, 2007

Dillon, Roxy: *Das Jugendgeheimnis: Jung bleiben – jung aussehen – Das biologische Anti-Aging-Programm*, Goldmann Verlag: 1. Auflage, April 2016

Gugler, Christa: *Gesichtsmuskeltraining: Die natürliche Lifting-Revolution. Straffer – strahlender und sichtbar jünger.* Linz, 2019

Grunwald, M., Weiss, T., Mueller, S., Rall, L.: »EEG changes caused by spontaneous facial self-touch may represent emotion regulating processes and working memory maintenance«. *Brain Research.* 1557, 111–126, 2014

Grunwald, M., Mueller, S., Martin, S.: Self-Touch: »Contact durations and point of touch of spontaneous facial self-touches differ depending on cognitive and emotional load« (2019). *PloS one*, 14(3), e0213677. Doi: 10.1371/journal.pone.0213677

Hennenlotter A, Dresel C, Castrop F, Ceballos Baumann AO, Wohlschlager AM, Haslinger B.: »The Link between Facial Feedback and Neural Activity within Central Circuitries of Emotion--New Insights from Botulinum Toxin-Induced Denervation of Frown Muscles«. Cereb Cortex. https://pubmed.ncbi.nlm.nih.gov/18562330/. Stand: 17.06.2008

Höfler, Heike: *Fitness-Training fürs Gesicht.* TRIAS Verlag: Stuttgart, 2011

Kertesz, Zoé: *Face Gym. Jünger aussehen durch einfach und natürlich Gesichtsgymnastik.* Verlag »Die Silberschnur« GmbH: Güllesheim, 2008

Krzysztofik, Michal; Wilk, Michal; Wojdala, Grzegorz; Golás, Artur: »Maximizing Muscle Hypertrophy: A Systematic Review of Advanced Resistance Training Techniques and Methods«. https://www.ncbi.nlm.nih.gov/pmc/articles/PMC6950543/. Stand: 07.09.2021

Mai, Anna: Anti Aging – Reverse Aging: Der Durchbruch zur Verjüngung nach den neuesten wissenschaftlichen Erkenntnissen; 2018

Marmolejo-Ramos, F., Murata, A., Sasaki, K., Yamada, Y., Ikeda, A., Hinojosa, J. A., Watanabe, K., Parzuchowski, M., Tirado, C., & Ospina, R.: »Your face and moves seem happier when I smile: Facial action influences the perception of emotional faces and biological motion stimuli«. https://psycnet.apa.org/record/2020-32759-001. Stand: 07.09.2021

Michenthaler, Yvonne: *Wissenschaftliche Grundlagen der Akupressur*. Medizinische Universität Graz, Mai 2012

Muller, Marie-France. Le Quang, Nhuan: *Die Kunst der fernöstlichen Gesichts-Massage*. Wilhelm Goldmann Verlag: München, 2005

Pörnbacher, Lisa: »Es liegt in deiner Hand«. https://sciencenotes.de/alles-wird-gut/es-liegt-in-deiner-hand/. Stand: 07.09.2021

Röcker, Anika: »Wie Sport unsere Zellen verändert«. https://www.spektrum.de/news/wie-sport-unsere-zellen-veraendert/1735906. Stand: 07.09.2021

Schmidhofer, Tanja: »Wie unser eigenes Gesicht Emotionen verstärkt – Gesichtsmuskulatur beeinflusst Verarbeitung von Gefühlen«. https://www.mri.tum.de/pressemeldungen/wie-unser-eigenes-gesicht-emotionen-verst%25C3%25A4rkt-gesichtsmuskulatur-beeinflusst verarbe. Stand 18.07.2008

Schmid, Christina: *Natürliches Facelifting*. Gräfe und Unzer Verlag: München, 2021

Schmid, Christina: *Chi statt Botox. Fernöstliche Geheimnisse zur Faltenreduzierung und Straffung der Gesichtshaut*. BACOPA Verlag: Schiedlberg, 2021

Takatsu, Fumiko: *The Ultimate Guide To The Face Yoga Method: Take Five Years Off Your Face*. CreateSpace Independent Publishing Platform, 2013

Prof. Dr. Michaela Axt-Gaderm: *Schön mit Darm: Strahlendes Aussehen durch einen gesunden Darm*, Südwest Verlag: München, 1. Auflage, 2017

Websites

www.forschung-und-lehre.de/zeitfragen/was-ist-eigentlich-schoen-2012/

www.beautycheck.de/cmsms/index.php/merkmale-schoener-gesichter

www.beautycheck.de/cmsms/index.php/soziale-wahrnehmung

www.unibas.ch/de/Aktuell/Uni-Nova/Uni-Nova-116/Uni-Nova-116-Attraktivitaet.html

www.eucerin.de/hautzustand/alternde-haut/alternde-haut-im-allgemeinen

www.gesundheitswissen.de/ernaehrung/naehrstoffe/antioxidantien/

www.dge.de/wissenschaft/weitere-publikationen/fachinformationen/sekundaere-pflanzenstoffe-und-ihre-wirkung/

www.mushroom-extract.com/info/difference-proanthocyanidins-anthocyanins-40754105.html

www.jameda.de/gesundheit/stoffwechsel/coenzym-q10-in-diesen-lebensmitteln-kommt-es-vor/

www.ncbi.nlm.nih.gov/pmc/articles/PMC3060966/

www.pubmed.ncbi.nlm.nih.gov/15832402/

www.pubmed.ncbi.nlm.nih.gov/24301240/

www.ncbi.nlm.nih.gov/pmc/articles/PMC3799917/

www.sciencedirect.com/science/article/abs/pii/S0165614713002319

www.pubmed.ncbi.nlm.nih.gov/8874746/

www.hautinfo.at/der-einfluss-der-leber-auf-unsere-haut

www.codecheck.info

Stichwortverzeichnis

I, J

K

L

M

N

O

P

Q, R

Dank

Tausend Dank an alle Freunde, die uns bei unserem Abenteuer und Herzenswunsch face-shine.com unterstützt haben und an unsere Idee glauben.

Ganz besonders danken wir unseren Kindern Viola, Maximilian und Sophie und unseren Männern Romeo und Wolfgang. Dank eurer Geduld und eurem Verständnis hatten wir ausreichend Zeit für die Umsetzung dieses Buches. Wir wissen dieses Geschenk zu schätzen!

Über die Autorinnen

Zorica Markovic ist Führungskraft in einem internationalen Medizintechnikunternehmen. Zusammen mit ihrer Kollegin und Freundin Uschi Stoxreiter gründete sie Face-Shine Training – ein einfaches Programm, um die Gesichtsmuskeln zu trainieren und auf natürlichem Weg zu jugendlichem Aussehen zu gelangen. Sie ist Mutter einer Tochter und lebt in Wien.

Uschi Stoxreiter ist Marketingleiterin, Yogalehrerin und Mitbegründerin von Face-Shine Training. Mit diesem erfolgreichen Onlineprogramm für Gesichtsmuskeltraining verhalf sie bereits zahlreichen Frauen zu einem strahlenden und natürlich jugendlichen Aussehen. Sie ist Mutter zweier Kinder und lebt in Wien.

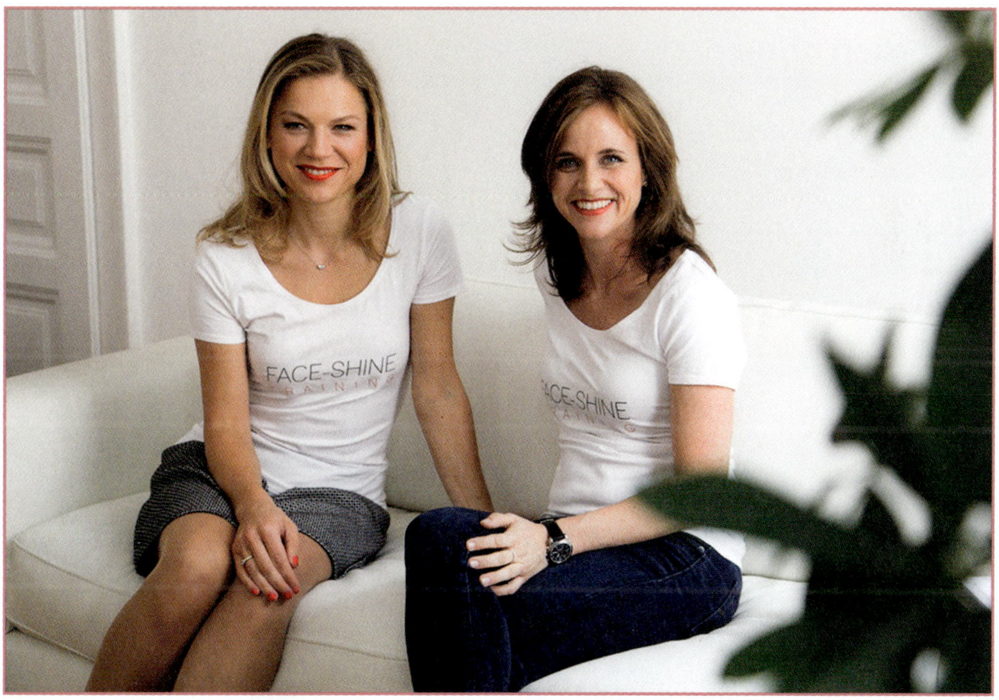